50歳で糖尿病になり、[illegible]今も現役医師の[illegible]を救った食事法

管理栄養士　マリー秋沢

青萠堂

はじめに

人生が輝く食事法があります。
この食事法を始めたら、あなたの人生はもっともっと輝きます。

その方法とはマリー流糖質オフです。医師である父と、管理栄養士であり料理研究家でもある娘が、二人三脚で一歩一歩築き上げてきた糖質制限の実践方法です。

この方法を実践することで、糖尿病の人は血糖コントロールが上手にできるようになっていくでしょう。それだけではありません。心身の健康の増進、免疫力の向上、老化防止にも役立ちます。美容や適正体重の維持にも最適ですし、家族みんなで始めれば、子どもへの食育にも役立ちます。

体がどんどん元気になっていくので、思考が前向きになり、「糖尿病だからしかたがない」「もういい歳だからな」という気持ちが消え、心がおだやかになっていきます。もしかしたら、これまでチャレンジしたいと思ってきたことをスタートする意欲もわいてくるかもしれません。

なぜ、糖質制限のこれほどの効果を、しかも「はじめに」のこんな冒頭で断言するのでしょう。それは、確かな実証があるからです。

糖質制限は、糖尿病の患者さんが血糖コントロールを上手に行い、病状を維持、もしくは改善していくための食事療法として始まりました。その後、太っている人が実践すると、体重がスルスルと落ちていくことから、効果的なダイエット法として一世を風靡したこともあります。あまりに人気が出たことで、糖質制限の有効性に疑いを持っていた、あるいは「ご飯をきちんと食べないとパワーがでない」という従来型の栄養指導を行ってきた医療の専門家たちの間から、「危険だ」「かえって健康を壊す」と反対意見が噴出しました。今も、反対する意見は根強くあります。そのためか、最近は糖質制限があまり話題にならなくなってきています。

なぜ、真実が正しい形として伝わっていかないのでしょうか。

今、必要なのは確証を示すことではないかと私は考えています。

本書は単に、糖質制限について語る本ではありません。**1人の人間が15年間、糖質制限を紆余曲折しながら続け、今どのような状態にあるのか**という実証に基づきながら、糖質制限の効果と必要性、そして具体的な実践方法をお話ししていきます。

その人間というのは、私の父・秋沢一です。父は医師です。医師でありながら、糖尿病患者でもあります。専門は精神科ですので、糖尿病の診療を患者さんに行うことはありませんが、医学に携わってきたものとして、ひと通りの知識があります。

その父が、糖尿病を発症したのは50歳のとき。アメリカ人の医師リチャード・バーンスタイン氏が書いた『糖尿病の解決』と出会ったことがきっかけで、糖質オフの実践を独学で始めたのが70歳のとき。ただ、自己流のやり方ではなかなか思うような効果を得られず、私と二人三脚で食事療法にとりくみ始めたのが75歳のときでした。

父と食事療法にとりくんでまず実感したのは、糖質制限は自己流で行ってしまうと、思うような効果を得られないばかりか、本当にパワーが出なくなってしまうことがある、ということ。

何より、「白いご飯が食べられない」という日本人にとってもっとも悲しい食事を毎日続けていくつらさが増していきますよね。実践した経験がある方はよくおわかりだと思います。そのストレスから、挫折する人も多くいます。なんとかがんばっていたけれど、ストレスのためにかえって血糖値が上がってしまうことも起こってきます。

しかし父は、管理栄養士であり、料理研究家でもある私がつくった糖質オフの料理を毎日食べるようになったことでがらりと変わりました。**病状や糖尿病への向きあい方だけでなく、生きる姿勢まで大きく変化**したのです。

父は今85歳。現役の医師として週に6日、患者さんの診療を行いながら、大好きなジャズをクラリネットで奏《かな》でる日々を過ごしています。85歳にして昨日より今日が幸せで、明日が来るのが何より楽しみ、と人生に希望を語る父。そんな人生を実現できているのは、15年間、糖質制限を続け、合併症が何一つ起こってきていないからです。

では、どんな食事が父を救ったのでしょう?

一言でいえば、白米を食べなくても、麺やパンを食べなくても、大満足する食事です。野菜も魚も肉も豆腐も、血糖値の上がらない調理法でおいしくて見た目にも華やかなグルメな料理に仕上げて、お腹も心も幸福感に満たされる食事です。

でも、そんな食事、読むだけでつくるのが大変そうに感じますよね。しかし、私が父と二人三脚するなかで開発してきた料理は、**誰にでも簡単につくれて、スーパーなどで手に入る食材を使うことを基本**としています。

今の料理にほんの少しアレンジを加えるだけ。それだけで、主食がなくても満足する食事を整えることができるのです。そんな食事法を父と私は「マリー流糖質オフ」と名づけました。

糖質オフは免疫力の維持にも、糖化防止にも役立つ

新型コロナウイルスの流行は、糖尿病の患者さんたち、そして70歳を超えた人たちに、大変な不安を与えました。

「糖尿病の人は感染すると重症化する」「高齢は大きなリスクになる」とメディアは連日のように報道し、実際、重症化して入院する方々が大勢いました。

しかし私は、**糖尿病も高齢も、そのものがリスクファクターなのではない**、と感じています。糖尿病でなくても、歳をとっていなくても、たくさんの人が感染し、大変な思いをされました。一方で、糖尿病であっても、高齢であっても、感染していない人たちがいます。父もその一人です。

2022年5月、父は濃厚接触者になりました。医師として感染しないよう十分に気を配ってきたなかでの突然のできごとでした。

何もかも元気な父ですが、やはり85歳という年齢もあり、足腰は少し弱ってきました。そのため、勤め先のクリニックへの往復や訪問診療には、40代のドライバーさんが車に乗せてくださっています。その方が、新型コロナに感染し発症しました。その方も感染対策をきちんとされ、予防を心がけていました。それでも感染してしまう感染力の強さが、みなさんもよくご存じとおり、このウイルスにはあります。

ドライバーの方が感染に気づく直前も、父はドライバーの方の運転で往復2時間、車という密閉空間に一緒にいて、言葉も交わしました。しかし、糖尿病暦35年の父が、感染しなかったのです。コロナ禍では、こうした突然の出来事が父にも何回か起こりましたが、そのたびに陰性反応が出ています。

これは何を意味するのでしょうか。

父は糖尿病であるがために、1日3食、マリー流糖質オフの食事をしています。

マリー流糖質オフは、「血糖値を上げるものは食べない。そのぶん、野菜とたんぱく源はたっぷりと、脂質もきちんととる」ということを基本にしています。**この食事を10年間続けてきた父の体は、糖尿病であるけれども、免疫力を高く維持できている**のです。

糖尿病は、残念ながら一度発症してしまうと、「完治する」ということはありません。けれども、今の食事法にたどりついてからは、まるで健常者のように体に不調を訴えることなく、元気にすごすことができています。

しかも、本書のカバー写真を見ていただくとわかるように、いきいきと若々しくあります。糖尿病合併症も予防できていますが、老化のスピードもゆるやかに保てています。

なぜでしょう。糖質は、「糖化」という現象を体内で起こします。詳しくは本文にてお話しますが、糖化はあらゆる老化を引き起こし、糖尿病合併症にも深く関与しています。糖質オフの実践は、この糖化も防ぐことが期待できるのです。

糖化を防げれば、糖尿病合併症も防げます。すなわち、糖質オフの実践は、糖尿病合併症の予防法になる、ということです。

糖化予防が大切なのは、糖尿病の人だけではありません。高齢になっていくと、気持ちはまだまだ若いつもりなのに、体がだんだんと伴わなくなっていく人が多く見られます。すると、「もういい歳だから」と心まで老いていきます。糖化を防ぐということは、この思考回路を起こさなくする効果もあると、父を見ていて私は強く感じています。

つまり、**糖質オフの実践には、免疫力の向上と糖化防止という、心身ともにいきいきと若々しくあるために必要不可欠な効果もある**、ということです。

これまで糖質制限、すなわち糖質オフの本が、数多く出版されてきました。ただ、「糖質を控えることで免疫を維持できる」「糖質オフの実践で糖化を防止できる」とまではいい切れるものではありませんでした。本書では、15年間、糖質オフを徹底して続けてきた父がいかに免疫力を維持し、糖化を防いできたのか、という確かな実証例をもとにお話ししていきます。

食事さえ変えれば、病状は変わる

国際糖尿病連合（ＩＤＦ）の発表によれば糖尿病の発症者はその予備軍は急増していて、いまや世界で5秒に1人が糖尿病で亡くなっている計算になるそうです。日本では、成人の5人に1人が糖尿病かその予備軍という現状です。

糖尿病とは、とても大変な病気です。ひとたび発症すると、一生、血糖コントロールをしていかなければなりません。しかし、それは医療の力を借りてもなかなか難しいのが現状です。ところが、軽症の人は病気を軽く考え、気づいたときには合併症になっていた、というケースが少なからずあります。「自分の体なのだから、好きなものを食べて死ぬのは勝手だろう」という人もいます。インスリンの注射器をいつもどこにでも携帯して、病気に負けることなく仕事をされている人たちもいます。どんな食事が糖尿病のリスクを高めてしまうかも知らず、気づかないまま糖尿病の予備軍に入っていく人たちも大勢います。現代型の食事の危険性は、今、子どもたちにも広く深く浸透していっています。

私と父は、糖尿病のこの現状を変えていきたいと考えています。

このたび、マリー流糖質オフの本を書き、たくさんの人に知ってもらおうと考えたのは、短いスパンで得た効果だけでなく、**10年という長期にわたって継続してきた結果を、最大のエビデンス（証拠、根拠）として示せる**ようになったからです。医学的な根拠に加えて、糖尿病暦35年の人間が糖質オフを食習慣にして10年間続けた結果、どんな変化がもたらされたかを、この本ではお伝えします。

一方で、私自身も自分のやり方や考え方だけに固執することがないよう、たくさんの勉強会に参加し、大勢の先生方とコミュニケーションをとり、そして糖尿病先進国といわれるアメリカの情報も幅広く収集してきました。

糖質オフという軸を持ちながら、柔軟に活動を続けてこられたのは、私自身の経験も大きかったと考えています。アメリカのミシガン州で誕生した私は、アメリカと日本を行ったり来たりしながら、健康と美容に強い関心を抱き、日々食べるものから心身を丈夫に美しくする方法を学んでいきました。

ただ学ぶだけでなく、ミス・ユニバースの近畿代表にもなるなど、多くのことにチャレンジしながら体当たりでとりくんできました。当時、アメリカで注目されていたハーブやサプリメントの研究も行い、広く伝えることもライフワークとしてきました。

そのなかで、調理師や管理栄養士の資格も取得。多くの経験を積んでいったあとで管理栄養士になる勉強ができたことは、型にはまらない考え方を持つうえで非常に役立ちました。もしも、なんの経験も積まないまま管理栄養士の勉強をしていたら、当時、反対する専門家の多かった糖質制限の重要性に気づくことができなかったかもしれない、と思うのです。

そうしたなかで、父が糖尿病によってコンディションを崩していくのを目の当たりにしました。今まで勉強してきた知識を活かし、広い視野で世界の第一線で活動するオーソリティ（実力者）と親交を深め、なんとか父の病気を改善できないかと研究し、成果を得てきました。

そこまでがんばれたのは、父の病気の改善の先には、今、そして未来に、糖尿病で苦しまれている方々に希望を届けることができると信じてきたからです。

糖尿病は、食事さえ変えれば発症も重症化も防ぐことのできる病気です。

今、糖尿病のために人生を妨げられている患者さんは大勢います。家族もまたその影響を受け、糖尿病の重荷をともに背負っていらっしゃることでしょう。

しかし、**食事から血糖コントロールできるようになっていけば、患者さん自身だけでなく、家族の人生までもがもっともっと輝いていきます**。免疫力も向上します。糖化が防がれ、心身から若々しさと活力がわいてきます。

それでは、父と私がどのように糖尿病と向きあい、糖質オフの成果を上げてきたかをお伝えしながら、マリー流糖質オフとはどのような実践法なのか、お話ししていきますね。

あなたやあなたの大切な家族の人生が、今以上に輝くために本書がお役に立てることを心から願っています。

本書で紹介するマリー流糖質オフが適さない人 & 医師の相談が必要な人

【以下の疾患を持つ人は、マリー流糖質オフは実践しないでください】

●診断基準を満たす膵《すい》炎は対象とならない
→糖質制限食は高脂質食であるため
●肝硬変も適応外
→糖新生ができないため
●長鎖脂肪酸代謝異常症も適応外
→脂肪の利用が上手くいかないため
●尿素サイクル異常症も適応外
● IgA 腎症など慢性腎炎も適応外

【以下に該当する人は、必ずかかりつけ医に相談したうえで糖質オフを始めてください】

●糖尿病の薬を内服している人、インスリン注射を打っている人
→低血糖予防のため、糖質オフを始める前に必ず医師と相談してください。

かかりつけ医は、あなたの毎日の食事がどのようなものかを想定し、ちょうどよい形で調整できるよう薬やインスリンを処方しています。そのため、**糖質オフを突然に始めてしまうと、薬が効きすぎて低血糖になってしまいます**。こうなると、大変に危険です。糖質オフを実践する前にはかかりつけ医に相談し、薬の量を調整してもらいましょう。

50歳で糖尿病になり、85歳の今も現役医師の父を救った食事法●目次

第2章 糖尿病先進国・米国を反面教師にして、日本も〝負の食べ方〟をそろそろ断ち切りましょう 91

本文イラスト　上枝としひこ
カバーデザイン・図表・DTP　ハッシィ
カバー写真　樋口明智

第1章

50歳で発病し、85歳の今も父が元気にしている理由

「70歳までは生きたい」

父が糖尿病を発症したのは、50歳のころでした。今から35年も前のことです。

当時は糖尿病についてわかっていないことが多く、治療法も限られていました。

ただ、父は医師ですから、専門でないとはいえ、糖尿病がどのように進行していくのか、理解はしていました。

また、遺伝性の病気であることもわかっていました。父の父、すなわち私の祖父も糖尿病でした。合併症によって両足を切断し、72歳のときに脳梗塞で亡くなっています。私が産まれたころにはもう、すでに祖父は天国へ行ってしまっていたのです。

父は自分の父親が合併症で亡くなったため、「いずれ自分も同じようになるのではないか」という思いを抱えていたようです。糖尿病と診断されてからは、

「私もおじいちゃんのようになる可能性が高い。おそらく長生きはできないと思う」と時おり口にしては、

「70歳までは生きたい。それまでに、やりたいことをやっておこう」

といっていました。当時の私はまだ若くて、父が何に不安を感じているのかよくわからないながらも、父の言葉を聞くたびに漠然とした不安を感じていました。自立してからも、父の

「70歳まで」という言葉がふと浮かんでは、刻々とタイムリミットが近づいてくるようで寂しい気持ちになったのを覚えています。

そんな父も、ただいま85歳です。男性の平均寿命（2021年）の81・47歳を超えた今も、元気です。

月曜日から土曜日まで休むことなく、たくさんの患者さんの診療をしています。ジャズをこよなく愛し、趣味のクラリネットの演奏も楽しんでいます。

5年前には、孫（私の姉の息子で、私の甥っ子）と、セッションをしました。

そのとき祖父は80歳、孫11歳。甥っ子のピアノの発表会で、2人でビートルズの名曲「A Hard Day's Night（ハード・デイズ・ナイト）」を演奏したのです。

糖尿病が「病気のデパート」と呼ばれる理由

いま「糖尿病」という病名に批判が高まっています。日本糖尿病協会でも偏見や差別を生んでいるようで、数年以内に呼び方を変更していく検討がされていると聞きます。不正確で「糖尿病」のイメージがよくないと言われているのです。

「糖尿病」という病名は、ご存じのとおり、「尿に糖が混ざる」という症状からつけられています。

本来、私たちが食事から摂取したブドウ糖は、尿と一緒に体外に排出されることはありません。ブドウ糖はエネルギー源になるため、体にとって「必要なもの」と判断され、腎臓から再吸収されるしくみになっています。

エネルギー源として使いきれなかったブドウ糖は、グリコーゲン（ブドウ糖の集合体）という糖質や中性脂肪になって体に蓄えられます。

しかし、血糖値が１７０〜１８０mg／dLを超えてくると、尿に糖があふれ出します。これは、過剰な糖を排出することで高血糖という異常事態を正そうとする体の反応です。

つまり、**「糖尿病」という病名は、体が起こす一つの反応を表しているだけで、真の問題を示すものではありません**。

糖尿病の本当の問題とは、細い毛細血管から太い動脈まで、全身の血管が変性することにあります。糖尿病とは、いってみれば血管の病気です。原因は、血糖値が高くなる、高血糖です。

高血糖の状態が続くと、血管が内側から傷ついていきます。その状態が長くなると、全身の血管がボロボロになっていくのです。

糖尿病は、「病気のデパート」とよくいわれます。血管がボロボロになると、さまざまな病気が引き起こされるからです。そうして起こってくる病気を「糖尿病合併症」と呼びます。

糖尿病と合併症

現在、日本では5人に1人が糖尿病患者、もしくはその予備軍と推測されています。患者数が右肩上がりで増え続けている一方で、研究も進み、多くのことがわかってきました。

ただ、私の祖父が糖尿病になった時代には、合併症についても知られていませんでした。祖父は、かなりの重症患者で、前述したように両足に壊死を起こして切断し、最期は脳梗塞で亡くなりました。しかし祖父は、自分が足を失った原因が糖尿病にあることも、糖尿病を悪化させると脳梗塞が起こりやすくなることも、知らないままでした。

糖尿病合併症には、大きく3つあります。これを3大合併症と呼びます。

1つは、手足がしびれて感覚が鈍くなるなどの症状が起こる「糖尿病神経障害」、2つめは、腎臓の働きが悪くなる「糖尿病腎症」、3つめは、目の中の血管が傷ついて視力が落ちる「糖尿病網膜症」です。

この3つは、全身にはりめぐらされている細い血管である「毛細血管」が傷つくことで起こってきます。

また、動脈という太い血管が傷つくと、心筋梗塞と脳卒中の危険性が高まります。脳卒中には、脳梗塞と脳出血があります。脳梗塞は、血管内でできた血の塊（血栓）が脳内で詰まることで起こります。脳出血は、脳内の血管が破けることで起こります。

このような**合併症についてはずいぶん明らかになってきているにもかかわらず、いまだに糖尿病合併症で苦しむ患者さんの数は増え続けています**。

では、どのくらいの人が、合併症を引き起こしているのでしょうか。糖尿病を発症している人にとって、もっとも気にかかるのが、合併症のことだと思います。

日本糖尿病学会『第56回日本糖尿病学会年次学術集会』熊本宣言2013の記載によれば、糖尿病腎症で人工透析が新たに必要になる人は年間に1万6000人以上、糖尿病網膜症で失明する人は年間3000人以上もいるとのことです。

そして、私の祖父のように糖尿病足病変で切断する人は年間3000人以上。糖尿病足病変は、糖尿病神経障害に加えて、血管の劣化、血流障害、細菌感染などが原因で起こってきます。

家族に糖尿病の人がいると、自分も発症しやすい

糖尿病には、1型と2型があります。1型糖尿病は主に自己免疫疾患が原因で、日本人の糖尿病患者の約5パーセントです。一方、患者数が多いのは2型糖尿病で、日本人の糖尿病の約95パーセントにあたります。

2型糖尿病は、遺伝的な要因と生活習慣がからみあって発症することが多くなります。そのため、親や兄弟が糖尿病であると、糖尿病の家族歴がない人に比べ、発症する可能性が高いと

いわれています。

父も、医大生のころからそのことを知っていて、「いずれ自分も糖尿病になるかもしれない」とは思っていたそうです。実際、尿の検査をしたところ、糖が出ていることがありました。

「やっぱり、糖が出てきているなあ」

と思いつつも、何か対策を行うことはしていませんでした。

そもそも、父が医学生だった時代、つまり今から65年以上前は、「糖尿病は予防できる病気」ということもわかっていませんでした。

現在でこそ、**糖尿病は予防できる病気、そして血糖コントロールをすることで病状を改善していける病気**と認識されてきました。

しかし、当時は、「糖尿病を発症するかもしれない」と漠然とした不安を感じていたとしても、何をどうしてよいのか方法が示されていなかったのです。

大好きだったアメリカンフード

父は高校1年生の17歳のとき、国際的なボランティア団体「ＡＦＳ」の第1期交換留学生に選ばれ、奨学金を得てアメリカに留学しました。

その後、京都府立医科大学に進み、卒業後は横須賀米海軍病院でインターンを行ったのち、母と結婚。1965年に再びアメリカに渡って精神科専門医過程を修了し、ミシガン州立病院の精神科医となりました。この間に、姉と私が生まれています。その後、71年からはハワイの病院に移り、2年間ハワイで暮らしました。

父は、甘いものがとにかく大好きでした。当時のアメリカのスイーツといえば、当時の日本のものと比べものにならないほどジャンボサイズで、強烈な甘さがありました。

そんな甘いお菓子を父はとってもおいしそうに食べ、朝からパンケーキ、ジャムをつけたパンやシリアルなども日常的に食べていました。

まさかそれが、のちのち糖尿病の発症につながってくるとはわからなかったのですから、しかたがなかったとは思います。糖尿病になった人は、発症後にみなさん「あぁ、あの食習慣がよくなかったのだな」と考えられます。しかし、「そんな食べ方をしていたら、糖尿病のリスクが上がるよ」と知らなければ、残念ながら防ぎようがないのも事実。だからこそ、**「正しい情報を正しく知ること」が大切**になってくるのですね。

ただ、このときの父は、医師という職業もあり、発症したら薬でなんとかなる、という思いもどこかにあったようです。

料理好きで研究熱心な母

一方、母は食事を大切に考える人で、料理も大好きです。**「健康な体は毎日の食事から築かれる」**という考えの持ち主でした。

しかし、当時のアメリカでは和食をつくるための材料がなかなか手に入りませんでした。とくに豆腐や納豆などの植物性たんぱく質や、DHA（ドコサヘキサエン酸）やEPA（エイコサペンタエン酸）といった良質な脂肪酸が豊富な魚介類を食べることが難しかったのです。

1日に30品目食べるという日本の食習慣に近づこうとしても、程遠いような環境でした。それでも母は、さまざまな工夫をしながら、家族の健康と食の楽しみを両立させるような食事を毎日用意してくれました。

アメリカのよいところは生活に積極的にとり入れていた母は、クリスマスにはローストターキー（七面鳥の丸焼き）を毎年つくってくれました。

ターキーには、スタッフィングという詰めものをします。パンや玉ねぎ、セロリ、レモン、ハーブなど、パンパンに詰めたスタッフィングがターキーのエキスを吸って、焼き上がりは、それはそれはジューシーです。ターキーとクリスマスのごちそうが楽しみで、幼い私はクリスマスが来るのを指折り数えていました。クリスマスにターキーを焼く、という習慣は、今では私がしっかりと受け継いでいます。

また母は、先々を見通して物事を考える女性でもありました。私の日本での名前は真澄といいます。ミシガン湖のほとりで産まれた私に、その湖のように真に澄んだ心でいてほしいと、母が名づけてくれました。

そして、「マリー」という名前も母がつけてくれました。

両親ともに日本人でありながら、アメリカで幼少期を過ごし、なぜか日本人離れした外見だった私は、帰国後に「外人、外人」と冷やかされ、つらい思いをしたことがありました。そのことを知った母は、少しでも英語に慣れるようにと、小学校6年の夏に一人でオレゴンに住む母の友人宅にホームステイに行くようアレンジしてくれ、中学校から神戸のインターナショナルスクールに入るよう促してくれました。英語の教員免許を持ち、アメリカでの留学経験もある母は、今まで何百人もの生徒に英語を教えてきました。そして、これからの時代、英語をしっかり学んでいれば必ず生きていける、と信じて、私にそのような道筋を示してくれていました。

さて、日本に帰国後も、母は和食とアメリカの食事のよいところをとり入れた食事を、日々つくってくれていました。とにかく研究熱心で、料理番組のテキストなどを切り抜いては、たくさんのスクラップブックをつくっていたのを思い出します。私が2014年から今まで料理本を4冊出版できたのも、そんな母の影響が大きかったからでしょう。

ただ当時、「糖尿病の原因は、糖質と同時に炭水化物のとりすぎにある」とは誰も気づいておらず、専門家が教える料理も、脂質を抑えるために肉を使用しない料理でした。

もちろん、「主食を3食ともきちんととること」が大前提。手作りで無添加であれば小麦粉や砂糖を使用したデザートも食べてもよい、といった情報もたくさん発信されていました。

血糖値を下げる「インスリン」の働き

父が50歳で2型糖尿病を発症したときには、糖尿病になったら食事制限が必要になることは広く知られていました。

ただ一方で、糖尿病は「成人病」とも呼ばれていて、加齢が大きな原因とされていました。歳をとれば発症はある程度しかたがない、と思われていたことを、みなさんもよく覚えているのではないでしょうか。かつては「もう、いい歳だからね」と周りからいわれてしまった人も多かったことと思います。

父は糖尿病を発症したのを機に、カロリー制限とあまいものを控えることを始めました。当時は、「1日の食べる量を減らして摂取カロリーを抑える」「脂質の摂取量を減らすために肉類を控える」「あまいものをなるべく食べない」という食事療法がスタンダードでした。

そして私はというと、詳しくは後述しますが、大学を卒業後、アメリカと日本を駆け回りながら食事法がいかに健康に大切かを学んでいました。父が糖尿病を発症してから数年後のことです。今振り返ってみると、アメリカでの学びが食事による糖尿病改善法と出あうきっかけをくれ、父の糖尿病の改善に役立っていったとは、まさに運命的だったと思います。

話をもどしましょう。ちょうどそのとき、一方で父は、糖尿病専門医の指導のもと、薬の服用も始めました。

当時も今も、**糖尿病になると、インスリンの自己注射を真っ先に思い浮かべる人が多いと思いますが、内服薬で血糖コントロールしていく方法もあります**。

父は、重症化していないうちから内服薬で血糖コントロールをしていくことで、インスリン治療をできるだけ避ける選択をしました。

では、インスリンとはどのようなものでしょうか。糖尿病になると、インスリンという言葉をよく聞くようになるのでご存じの方は多いと思いますが、病気の理解に必要なことですので、ここで一度解説させていただきますね。

インスリンは本来、膵臓《すいぞう》のβ細胞にて合成・分泌されるホルモンで、血液中に流れるブドウ糖を筋肉細胞や脂肪細胞のなかにとり込む働きがあります。細胞内に入ったブドウ糖は、エネルギー源として消費されます。

ところが、2型糖尿病になると、インスリンの分泌量が極端に減ってしまったり、インスリンの働きが弱くなったりします。これらを「インスリン分泌低下」「インスリン抵抗性」と呼びます。

「インスリン分泌低下」は**膵臓の働きが低下**することで起こってきます。それによって、**膵臓は十分なインスリンをつくれなくなります**。

「インスリン抵抗性」は、**インスリンは十分に分泌**されているものの、ブドウ糖を細胞内に入れるという**インスリン本来の働きができなくなる状態**のことです。

私たちが食事から得た糖質は、最終的にブドウ糖に分解されて血液中に吸収されます。そして、インスリンの働きで細胞にとり込まれ、エネルギー源になります。

ところが、インスリン分泌低下やインスリン抵抗性が起こると、血液中にブドウ糖があふれてしまいます。それなのに、細胞はブドウ糖を十分に得られず、エネルギー不足に陥ります。この状態が糖尿病です。

インスリン治療では、インスリンそのものを注射で体内に入れることで、不足している働きを補うことを目的にしています。この治療には、食事の糖質量にあわせてインスリン量を調節して、薬の力で血糖値をコントロールしていけるメリットがあります。

一方で、インスリン治療を始めると、食事のたびに自分で注射を打つという負担が生じます。外出中も、これは同じです。この負担感とは大変なことです。そんな負担感を抱えながら、今まさにこの本を読んでくださっている方も多いことでしょう。**「なんとか、インスリン治療をやめられないか」**と考えている人も大勢います。

しかも、過剰なインスリンは、活性酸素を多く発生させる原因になります。

活性酸素とは、酸素よりはるかに強い酸化力を持つ物質です。酸化は、劣化や老化をもたらします。たとえば、鉄が酸化すると、赤茶色にボロボロになりますし、リンゴが酸化すれば変色して味も落ちます。活性酸素は、すべての人の体内で発生しているのですが、体が〝異常事態〟と感知した際には、通常以上の量が発生してしまいます。それによって血管の劣化が起こってきますし、老化、肥満、がん、アルツハイマー病、パーキンソン病などのリスクが高まることがわかっています。

インスリンは人体に絶対に必要なホルモンです。ただし、体内の量が過剰になると、活性酸素が大量に発生してしまいます。それが、老化やさまざまな病気を引き起こします。ですから、血糖コントロールができている限りは、その量は少なくするほど体に優しいのです。

父は、自己注射の負担と副作用の心配から、インスリン治療はなるべく避け、内服薬で血糖コントロールする方法を選びました。

そもそもインスリン治療は、以前は重症化した人に主に行われる治療法でした。ところが最近は「早期インスリン治療」といって、発症したばかりの人にもすすめられることがあります。

どのような治療法を選ぶかは、患者さん自身が判断していくことになります。ただし、そのためには、**糖尿病の治療にはいくつかの選択肢がある**ことを知っておくことも重要です。

そこで、本章では読者の方々の参考になればと考え、父がどのような内服薬を使い、どのような経過をたどっていったのかも、その都度お伝えしていこうと思います。

どの薬が適しているのかは、その人の病状や体質、生活スタイルなどで違ってきます。あくまでも参考までに、治療の選択肢にはどんなものがあるのかを知る情報の一つとしてお伝えさせていただきますね。

人の体にはブドウ糖をつくるしくみがある

まず服用を始めたのは、「メトホルミン」というビグアナイド系薬剤に分類される薬です。

インスリン抵抗性は、実はアメリカ人に多く見られる過体重・肥満患者に起こりやすい症状です。ビグアナイド系薬剤であるメトホルミンは、主として肝臓での「糖新生」を抑制し、体重が増加しにくいので、過体重・肥満患者が多いアメリカでは第一選択の薬でもあります。また、筋肉を中心とした末梢組織でのインスリンの働きを高める作用があります。これによって、血糖値を下げる効果が期待されています。１９５０年代から糖尿病の治療に使われていますから、60年以上の使用実績がある薬です。

りま す。

では、糖新生とはどのようなものでしょうか。

糖新生とは、体内の物質を使って肝臓でブドウ糖を新たにつくり出すこと。主には、たんぱく質の分解物のアミノ酸や、中性脂肪の分解物のグリセロールを原料にして、ブドウ糖をつくります。

私たちの体内は、常に適度のブドウ糖が血液中をめぐるよう調整されています。ブドウ糖が食事から十分に補われないことが起こると、体内で糖新生が起こってブドウ糖が放出されます。この働きは、人体がエネルギー不足を起こさないために欠かせないものです。

しかし、糖尿病の人の体内で糖新生が起こると、高血糖の状態がますます長引くことになります。炭水化物をとっていなくても、糖新生が起これば、血糖値は下がりにくくなってしまうのです。

しかも、糖尿病の人の細胞はブドウ糖不足の状態になりやすく、糖新生が行われやすくなっています。高血糖の状態が長引けば、そのぶん血管の劣化が進み、合併症のリスクが高まります。

こうした糖新生を、メトホルミンには抑制する作用があります。

父は、決して太ってはいませんでしたが、「インスリン抵抗性」が起こっていました。インスリンは分泌されているものの、インスリンの作用が十分に発揮されていないことから、メトホルミンを内服する選択をしたのでした。

インスリンの働きが悪くなる原因とは

インスリンの分泌低下や抵抗性が起こる原因には、過食やアルコールのとりすぎ、運動不足、肥満、過度のストレスなどがあり、そこに加齢と遺伝的要素がかかわってくることがわかっています。

そこで、糖尿病の予防には、生活習慣を改善して原因を一つ一つとり除いていく必要があります。具体的には、過食を改め、アルコールをとりすぎず、適度に運動をし、ストレスをためない生活を築いていくことです。それがインスリンの働きを正常に保つ重要な方法となります。

同時に、肥満の人は体重の管理も求められます。

以前、「メタボリックドミノ」という言葉がよく使われていたことがありました。健康管理を怠った際に発症する生活習慣病は、1つ発症するとドミノ倒しのように次々に起こってきます。その生活習慣病発症の出発点にあるのが肥満、とする考え方です。

ではなぜ、人は太るのでしょうか。その原因にもインスリンの働きがあります。インスリンは、別名を「肥満ホルモン」とも呼ばれます。

私たちが食事からとったブドウ糖は、インスリンの働きで細胞内にとり込まれると、エネルギー源として使われます。そして消費しきれなかったブドウ糖は、グリコーゲンという糖質になって筋肉や肝臓に蓄えられます。

ただし、グリコーゲンに合成されるブドウ糖には限りがあり、残った分は中性脂肪になって体に蓄積されます。この中性脂肪を蓄えるのが脂肪細胞です。

インスリンは、脂肪細胞に働きかけて、ブドウ糖を中性脂肪に合成させます。体に蓄えられる中性脂肪には限度がありません。さらにインスリンには、脂肪が分解されて糖新生が起こるのを抑制する働きもあります。

つまり、**インスリンが必要以上に分泌されるようなことがあると、脂肪が体にどんどん蓄えられていき、なおかつ脂肪が減りにくい体になってしまう**のです。

このインスリンの働きが、人を太らせていく要因になります。

しかも肥満になれば、インスリンの働きは悪くなってインスリン抵抗性が起こります。それにもかかわらず、ブドウ糖を大量に含む炭水化物を日常的にとっていると、その分たくさんのインスリンを分泌しなければならず、膵臓が疲弊《ひへい》します。すると、今度はインスリン分泌低下が起こってきます。

こうなったとき、人は糖尿病を発症する、と以前は考えられていました。

しかし現在は、メタボリックドミノの考え方は、日本人には当てはまらないことがわかっています。**日本では、やせているのに糖尿病になる人が多い**のです。

やせ型の隠れ糖尿病が増えている

現在は、日本では糖尿病は肥満から始まる、という考えは改められています。糖尿病はメタボリックドミノから始まるとは限らないのです。

アメリカ人の場合は、体質的に肥満になりやすく、それによってインスリンの働きが悪くなるインスリン抵抗性が生じるケースが多く見られます。

しかし、日本人の場合、肥満から糖尿病が起こってくる人もいますが、やせているのに糖尿病になる人も多くいます。

そもそも日本人は、アメリカ人のように太ってしまう人はさほど多くありません。肥満度が高いと診断されたとしても、自力で立ち上がれないほど太ってしまう人はいないでしょう。これは、体質の違いによるものです。

今、**日本で増えてきているのは、やせ型の糖尿病**です。決して太ってはいるわけではないのに、糖尿病になってしまう人たちです。とくに問題になっているのは、若い女性です。

ちなみに、やせ型の糖尿病も、肥満の人と同じようにインスリン抵抗性から起こるケースが多いと見られています。

ところが、「糖尿病は太っている人がなる病気」と思い込んでいると、発症してもなかなか気づけません。「まだ若いし、やせているから自分には関係ない」と気にもしていなかったら、自力で血糖コントロールができないほど進行していたケースも少なくないのが現状です。

そのとき、「太ってもいない私がどうして糖尿病に?」と悲しんでも、とり返しがつきません。糖尿病は、残念ながら一度発症してしまうと、一生にわたって血糖コントロールが必要になる病気です。それを怠ると、高血糖の状態が続いて血管がボロボロになり、合併症のリスクが高まってしまうのです。

ではなぜ、やせているのに糖尿病、あるいはその予備軍になってしまうのでしょう。

それは、**炭水化物中心の食生活**にあります。また、糖質たっぷりのお菓子やアメ、チョコレートなどを間食する習慣も原因になります。これらの習慣は血糖値を急上昇させやすく、長期間にわたってくり返していると、インスリンを分泌する膵臓が疲弊してしまうのです。

血糖値を急上昇させるということは、血管の健康を考えると、非常に危険なことです。

血糖値が急上昇すれば、血液中にブドウ糖がいっきに流れ込みます。すると、インスリンもいっきに大量に分泌されます。そのインスリン量とは、通常の10~30倍にもなります。これによって、今度は血糖値が急激に下がります。

このような血糖値の乱高下を「血糖値スパイク」と呼びます。血糖値スパイクは、膵臓にも、血管にも大変な負担をかけます。

血糖値スパイクの第一の問題点は、インスリンの急激な大量の分泌によって、膵臓を疲弊させてしまうことです。これをくり返すことで膵臓の働きが悪化するために、インスリン抵抗性が生じやすくなります。

第二の問題点は、血管に大変な負担を与えることです。そのため、血糖値スパイクがくり返されれば血管の状態も悪くなり、さまざまな疾患の発症に結びついていきます。

つまり、**血糖値スパイクは、膵臓を疲れさせ、血管もボロボロにさせる原因**になるということです。

そんな状態に、運動不足からくる筋肉の量と質の低下が加わると、なおのことインスリン抵抗性が起こり、糖尿病を発症やすくなっていくのです。

実際、私の父も、肥満になったことは一度もありません。

しかし、アメリカ在住時代、ピザやパン、パスタ、スイーツなど血糖値が急上昇しやすい食事を7年間もくり返してしまいました。母が一生懸命に料理をしていたとはいえ、父は忙しい仕事柄、自宅で食事をしないことも多く、間食もよくしていました。

また、前述もしていますが、当時のアメリカでは、日本に住んでいるときのように野菜をたっぷり食べたり、豆腐や納豆、魚などを日常的にとったりすることができませんでした。

そうした血糖値スパイクを起こしやすい生活を当たり前にしていたところに、父の場合は、遺伝的要因と加齢が加わり、やせていても糖尿病を発症してしまったのだと考えています。

父、糖質オフについて学ぶ

メトホルミンという薬の服用と、従来の一般的な糖尿病の食事制限で血糖コントロールを行ってきた父ですが、70歳をすぎると、高血糖を改善できなくなっていきました。加齢とともに症状が悪化する上に、今までより食事量を制限することがどうしてもできなくなってきました。

そこで、「アマリール」という薬を追加しました。アマリールはスルホニル尿素（SU）薬剤系の糖降下薬で、膵臓のβ細胞に働きかけてインスリンの分泌を増やすことで、血糖値を下げる作用があります。

メトホルミンは、肝臓の糖新生を抑制し、インスリン抵抗性を改善する薬でした。今回はメトホルミンでインスリン抵抗性を改善するだけではなく、インスリンの分泌低下を防ぐために直接膵臓に働きかける薬、アマリールを試してみることにしたのです。父にはまだインスリン分泌が確認されていたためです。

ただ、思ったように血糖コントロールができず、食後2時間の血糖値は、200～250mg／dLという高血糖の状態が続いていました。

70歳は、父が人生の目標にしてきた年齢でもありました。このとき、父は内服薬だけでは血

糖尿病の診断基準

糖尿病とは、Aの1〜3のいずれかとBに該当している際に診断されます。

なお、Aの1、2、3とB、いずれか一つだけを認められた場合は「糖尿病型」と診断されます。


【A】
1）空腹時血糖　126mg/dL以上
2）OGGT 2時間　200mg /dL以上
3）随時　200mg /dL以上

【B】

HbA1c（ヘモグロビンエーワンシー）　6.5%以上

※空腹時血糖値の基準値は、70〜109mg /dLです。
※OGGT（経口ブドウ糖負荷試験）2時間値　無水ブドウ糖75gを水に溶かしたものを服用し、ブドウ糖負荷2時間後に採血し、血糖値を測定します。2時間値の基準値は140ml /dL未満です。
※HbA1cの基準値は、4.6%〜6.2%です。

日本糖尿病学会編「糖尿病治療ガイド2018−2019」より作成

糖コントロールが難しい、という厳しい状況に置かれました。

「いよいよインスリン治療が必要か」と思う一方で、終活も考えたと思います。

ちょうどそのころ、わが家にこのうえなくうれしい出来事がありました。姉が赤ちゃんを授かったのです。父に孫ができました。

孫を抱っこしたとき、**「もっと生きて、この子の成長を見守りたい」という強い願いが父に生まれました**。

父は、インスリン治療に頼る前に、他に何かできることがないかと調べ始めました。

そして人生を変える一冊と出会います。アメリカ人の医師リチャード・バーンスタイン氏が書いた『糖尿病の解決』という本です。この本は２０１６年に『バーンスタイン医師の糖尿病の解決』（金芳堂、柴田寿彦翻訳）となって、日本でも出版されています。

ただ、父がこの本を手にしたときに日本語版はまだありませんでした。ですが、アメリカで医師として働いていた経験もあり、英語の医学書を読むのに苦労しなかったのが幸運だったと思います。

この本には、１型糖尿病を発症したバーンスタイン医師自身が、食事で血糖コントロールしていく方法がこと細かに示されていました。その内容が、糖尿病と日々向きあってきた父の意識を一変させました。

「**糖尿病というのは、そんなに難しい病気ではない。**

何が問題かといえば、インスリンが出なかったり、働かなかったりして、高血糖の状態が続いて血管を劣化させること。それならば、糖が悪さをしないように、コントロールする必要がある。

では、どうすればよいのか。**血糖値を上げるのは、炭水化物だけだ**。インスリンを過剰に分泌させるのも、炭水化物である。

つまり、炭水化物をとらなければよいだけだ」

こうした内容が論理的かつ医学的に細やかに示されていたのです。

なお、リチャード・バーンスタイン先生は、現在88歳にして現役医師であり、ニューヨークのクリニックで世界から訪れる糖尿病の患者さんに糖質オフの食事法をベースに診療されています。おそらくアメリカでは最年長の1型糖尿病ではないか？　といわれています。

アメリカ人男性の平均寿命が76歳ですから、アメリカ人の1型糖尿病の人でも糖質オフの食事を実践して血糖コントロールを管理できれば、なんとリチャード・バーンスタイン先生のように長生きできることが証明されているのです。

炭水化物を食べずに、人は生きられるのか

バーンスタイン先生の本を読み、父は大変な衝撃を受けました。

「炭水化物をまったくとらないことなど、そんなことをして健康を害さないのか」と、強い疑いも持ちました。野菜などから少しは炭水化物を摂取できるものの、主食を抜く、炭水化物を食べないとは、それまでの常識に大きく反するものだったからです。

人間の体を動かすエネルギー源になる「炭水化物」「脂質」「たんぱく質」は、3大栄養素と呼ばれます。ここに体の調子を整えるビタミン・ミネラルを加えると5大栄養素になります。

人間は、この5大栄養素をバランスよくとってこそ健康に生きていけるという、それまでの常識を父は信じていました。

医師になるのに栄養の勉強をする必要はほぼなかったとしても、最低限の栄養学を知る身として、この常識を疑うのは難しいことでした。何より、

「炭水化物を食べずに、人は生きられるのか」

と心配にすらなりました。

しかし、「この食事療法は常識的に間違っているのではないか?」と否定するには、バーンスタイン先生の理論は、的確かつ科学的であり、非常に説得力がありました。

そこで、さらにいろいろ調べていくと、当時のアメリカでは炭水化物をとらないで生活している人が、かなりの人数いることがわかったのです。これは何を意味するのか。**「人は基本的に炭水化物をとらなくても生きていけることの証明だ」**と父は理解したのでした。

しかも、日本にもすでに糖質制限を提唱し、本も書かれている医師がいることを知りました。現在、糖質制限の第一人者である江部康二《えべこうじ》先生(高雄病院・現理事長)です。江部先生は、日本人が実践しやすいように糖質制限を体系化して広く伝えています。

江部先生の本を父は熟読し、「よし、自分もやってみよう」と決意したのでした。

炭水化物って? 糖質って?

糖質制限の話をすると、よく質問されるのが「炭水化物と糖質は違うのですか?」「糖質と

糖類はどう違うのですか?」ということです。

そこで、まずは「炭水化物」「糖質」「糖類」という言葉について整理しておきましょう。

炭水化物は、体内に吸収されてエネルギー源になる「糖質」と、消化吸収されずエネルギー源とはならない「食物繊維」の総称です。つまり、**「炭水化物－食物繊維＝糖質」**と説明できます。

食物繊維は体内に吸収されませんから、血糖値を上げる原因になりませんし、むしろ腸内でよい働きをたくさんします。一方、**血糖値を上げるのは、「糖質」**です。

炭水化物の豊富な食品は、ご飯やパン、うどん、蕎麦、ラーメン、パスタなど主食となる食品や、いも類やかぼちゃ、とうもろこしなどの他、大半の果物です。これらの食品から食物繊維を除いたものが、糖質となります。

ちなみに、主食となる食品を総称して「炭水化物」と呼ぶケースもよく見られます。炭水化物を含むのは主食だけではありませんが、主食は炭水化物の主な供給源になっていることから、主食全般を簡単に炭水化物と呼んでいるのだと思います。

なお、糖質は「糖類」「多糖類」「糖アルコール」などに分類されます。

このうち糖類はブドウ糖や果糖などの「単糖類」と、ショ糖や麦芽糖などの「二糖類」があります。たとえば、砂糖はショ糖を主成分とするので二糖類です。つまり、糖類とは糖質のなかのほんの一部にすぎません。

加工食品のなかには、ときどき「糖類ゼロ」と表記しているものがあります。これを「血糖値を上げない安全な食品」と勘違いしていないでしょうか。

「糖類ゼロ」は血糖値を上げる可能性があります。購入を考える際には、**「糖類ゼロ」か「糖質ゼロ」か、よく確認することが大切**です。

一方、多糖類はでんぷんやオリゴ糖などです。でんぷんは血糖値を上げます。オリゴ糖は、「血糖値を上げない」とよくいわれますが、フラクトオリゴ糖と乳果オリゴ糖以外のオリゴ糖は血糖値を上げます。「オリゴ糖」と名乗る甘味料がありますが、もしも購入を考える際には、ラベルの原材料欄を確認することが大切です。

糖アルコールにはキシリトールやマルチトールやエリスリトールなどがあります。この糖アルコールですが、エリスリトール以外の糖アルコールは、砂糖の半分くらい血糖値を上げます。

糖質制限の実践では、エリスリトールやフラクトオリゴ糖など以外の糖質を控えることになります。

ただ、糖質を控えるだけでは、体がエネルギー不足になってしまいます。**糖質制限とは、糖質の摂取量を抑えるぶん、たんぱく質、脂質、野菜類をしっかりとる食事療法**です。

詳しくは順々にお話していきますが、多くの人は、糖質制限を「毎日の食事から主食などの炭水化物を抜くだけの食事療法」と勘違いしています。ここを誤解したまま、**自己流で糖質制**

限を実施してしまうと、糖尿病の改善につなげていけません。よく、糖質制限を反対する人たちがこれを危険視するのも、「糖質制限とは、炭水化物を抜くだけの食事療法」と勘違いしているからです。実は、私の父も当初はそうでした。

なお、糖質の摂取を控える食事療法を「糖質制限」と呼びます。私は、自ら運営する日本ニュートリションフーズ協会にて、ローカーボフーズ検定講座を実施しています。ローカーボとは直訳すると「低炭水化物」となります。

この検定では、糖質制限を「糖質オフ」という言葉で表現していますので、以降、糖質オフというい方で話を進めさせていただきます。

冷蔵庫に貼られたボロボロの紙切れ

いざ、糖質オフの食事を始める！　と父が決断したとき、困ってしまったのが母でした。「アメリカにいたころの食事がよくなかったのね」。そう悟った母は、帰国後できるだけ魚や大豆製品、そして野菜の品数を多くとり入れた、日本に古くから伝わる「一汁三菜」の食事をベースに料理をつくってきました。とくに父が糖尿病を発症してからは、和食中心の食事を心がけてきました。

「糖尿病の改善には、糖質オフが必要だ」

そう父が説明しても、母にとってはそのような食事法は聞いたことがありません。まったくご飯やパンを食べなければ体を壊すのではないか、と糖質オフには半信半疑であったことはやむを得なかったと思います。

しばらくは「そうはいってもね、ご飯やパンもちゃんと食べないと」と、父にすすめていました。

それでも、父は頑なに「ご飯もパンも食べない」といいます。

母「それじゃあ、どうやって食事をつくっていいか、わからないわ」

父「今までどおりでいいよ。僕がご飯を食べなければよいだけだから」

母「それだけでいいの?」

父「あっ、でも、いも類や根菜も糖質が多いものがあるから、そうしたものは使わないでほしい」

そんなやりとりをくり返していたのだと思います。

冷蔵庫には、ボロボロになった紙切れが一枚ペタッと張ってありました。その紙とは、江部康二先生の本にあった、糖質の多い食材を掲載した一覧表でした。

母はその紙を毎日見つめながら、「糖質の多い食材をなるべく使わない」という方法で、和食をベースにした糖質オフの食事をがんばってつくっていました。

「グルメよ、さらば」

糖質オフを実践する以前は、父は糖尿病専門医の指導を受けて食事療法を行っていました。そのころの日本糖尿病学会では、1日の総摂取エネルギーの60パーセントを炭水化物からとるよう指導していました。なお、1日の総摂取エネルギーの適正値は、体型や1日の活動量によって計算されます。

この食事療法では、主食もきちんととることが求められる一方、カロリー値の高い食品を控えることになります。1日の食事量を定められた摂取エネルギーの範囲に収めなければいけないからです。

糖質は1グラム4キロカロリー、たんぱく質は1グラム4キロカロリーに対して、脂質は1グラム9キロカロリー。このため、実践者は自ずと脂質の多い肉類を真っ先に控えるようになっていきます。

父も、カロリー制限の食事療法では大好きな肉類をあまり食べられませんでした。

一方、糖質オフの食事療法では、糖質を控えることがいちばんの基本となります。**血糖値を上げるのは糖質だけですから、たんぱく質や脂質の摂取に制限は設けられていません。**糖質を控えることで血糖コントロールを行っていきます。

実際、糖質の摂取を控えていれば、インスリンが過剰に分泌されずにすみます。そのため、中性脂肪が蓄えられにくくなります。しかも、脂質が主たるエネルギー源となって消費されます。するると、**肉などカロリー値の高いものを食べていても太りませんし、体に蓄えられた無駄な脂肪が消費され、体重が適正なところまで減っていきます**。

つまり、「こんなに肉を食べたら、太ってしまうのではないか」という心配はしなくてすむようになります。これまでカロリー制限に苦しんできた人にとって、「肉を食べても大丈夫」といわれることは、驚きでもあり、うれしいことでもあるのではないでしょうか。

父も、糖質オフを始めて、カロリー計算をする面倒や肉を控える寂しさから解放されました。ところが今度は、ご飯やパン、うどん、蕎麦、パスタなどが食べられなくなりました。大好きなピザもNGです。あまいスイーツも、お菓子も、もちろんダメです。

それでも、「糖質オフを実践する」と決めた父は、糖尿病の改善のためには食生活を犠牲にすることはしかたがないと、

「これからは、グルメとはおさらばだ」

と、覚悟を決めました。

もう一度、父にグルメを！

一方の私は、大学入学とともに実家のある関西を離れ、上京しました。上智大学では国際教養学部に入り、卒業後は通訳の仕事を始めました。

その後、アメリカに渡ったことをきっかけに、「インナービューティー」（内面から生まれる美）の大切さを現地の美容家たちから学ぶ機会を得ることができました。

インナービューティーは今でこそ多くの女性が意識していますが、「真の美しさとは体のなかから生まれるものである」とするこの考えは、当時の日本では誰も聞いたことのない考え方でした。

帰国後、私は日本の人たちに、**健康でいることと美しくあることは同義**であり、そのためには食事と栄養が重要であることを伝える活動を始めました。

まずは、当時の日本にはなかった職種である、インナービューティースペシャリストという肩書きを名乗り、スタートしました。

今ではインナービューティーという言葉は当たり前に使われますが、私が初めてインナービューティースペシャリストと名乗った２０００年ころは、「インナービューティーとは何？」とみんなが尋ねてくるほど、世間では関心がない分野でした。

ビューティーというと、みんなが外側からのお手入れやメイクなどを連想していた時代です。**真の美しさには食事こそ重要**とは認識されていませんでした。

私は30代になってから調理師、栄養士、そして管理栄養士の資格も続けて取得し、美のみならず、健康も手に入れるための食事と栄養について研究してきました。

私の興味の幅は、当時のアメリカで当たり前に摂取されていたサプリメントから、日本の玄米菜食が発祥のマクロビオティックの食事法まで広がりました。マクロビオティックは、アメリカの有名人であるマドンナやトム・クルーズが実践し、世界にまたたくまに広まった食事法です。結果、私はサプリメントの分野では2冊の本を出版し、マクロビオティックでは2つの学校に通って師範を取得。とにかく美と健康、アンチエイジングに影響を及ぼす栄養、そして食事とは何か？　を追求する日々を送っていました。

私は海外から最新の健康情報を常に取り入れ、今後日本が直面する健康に関わる様々な問題にも対処していこうと考えました。そして某クッキングスクールで料理講師の経験を積みながら、アメリカでの肥満と糖尿病増加の問題を踏まえて、独自に糖質オフの食事を研究してきました。

糖尿病はアメリカをはじめ世界で蔓延し、日本でも今後大きな問題になることは明らかでした。私は常に、「その時代にとって必要な栄養と食事は何か？」とグローバルな視点でとらえながら、仕事の内容を決めていくことを心がけていました。

2010年ごろからは、日本ではまだ誰も行っていなかった糖質オフの料理教室を少人数の生徒さんに向けて実施していました。

そんな仕事に熱中する毎日を送っていたころでした。

仕事帰りにスーパーに行くと、なぜかバックミュージックの音が気になってしかたがなくなったのです。聞こえてくるのは父の大好きなジャズ。軽快なスイングなのに、私の耳には寂しげに響きます。その音色が父の吹くクラリネットに重なるのです。

「私は、今後、世界中の人が必要とする食事法を研究している。それは今、父がもっとも必要としている糖質オフの食事だ。そういえば私は、今まで仕事が忙しいことを理由に父にはなんの親孝行もできていない。このままでは、心配ばかりかける娘で終わってしまうな」

ジャズを聴くたびに、心が痛みました。

ただ現実問題として、私は東京でたくさんの仕事を抱えています。父の病気を支えるために、実家のある関西に戻る決心がなかなかつきませんでした。

それでもある日、「今、行動を起こさないと一生後悔する」と思い、最近の様子を電話で尋ねました。すると、父が「ヘモグロビンA1c《エーワンシー》が7パーセントを超えてきた」といいます。

「食事は?」

「糖質オフを続けているが、食べるものが限られているから、同じものばかり食べるようになって、最近はあまり食欲がないんだ。まぁ、どうにかなるだろう」

この返事を聞いたとき、**「食べることが大好きだった父に、もう一度グルメを楽しませてあげたい！」**という願いが心の底からわいてきたのです。

私はそのころ最初の結婚が終わり、独身に戻っていました。仕事もどうにかなる。いや、どうにかしてみせる。よし！

思い切って東京の家を引き払い、仕事と生活の拠点を実家のある関西に置くことに決めました。それが2012年、父が75歳のときでした。

「インナービューティー」、体の中から美を築いていくという考えは、イコール健康に結びつきます。管理栄養士の資格も取り、『健康は「食」から始まる』が私の信念でした。それならば、「父の糖尿病もおいしい食事で私が改善する！」と決心したのでした。

父と娘の二人三脚が始まる

ヘモグロビンA1cとは、赤血球中に含まれるヘモグロビンにブドウ糖が結合したものを指します。

血糖値の低い状態が続いていれば、ヘモグロビンとブドウ糖の結合は進まず、ヘモグロビンA1cの値は低くなります。反対に、高血糖の状態が続くと、ヘモグロビンとブドウ糖の結合が進んで、その値は高くなります。

これにより、ヘモグロビンA1cの値を見れば、過去1～2か月の平均的な血糖の状態を知ることができます。しかも、この値は検査直前の飲食に影響されないという利点があります。

そこで現在、ヘモグロビンA1cの値は糖尿病の診断や血糖値の状態を確認する重要な基準にされています。

問題ないと診断される基準値は4・6～6・2パーセント。しかし、**7パーセントを超えると合併症の可能性が高くなります**。

50歳で発病して70歳まで、従来の一般的な糖尿病の食事療法（カロリー制限）と内服薬で父はがんばって血糖コントロールを続けてきました。それに加えて70歳から自己流の糖質オフも始めていました。しかし、ヘモグロビンA1cの値がいよいよ7パーセントを超え、合併症への不安を感じていたようです。祖父が両足を切断し、脳梗塞で亡くなった姿を見てきた父には、それはとても怖いことだったはずです。

このころ、父はメトホルミンを飲むのを辞めて、「ジャヌビア」という薬を試してみることになりました。

ジャヌビアは、DDP‐4阻害薬系の薬で2型糖尿病に効果がある血糖降下薬です。

私たちが食事をすると、インクレチン（GLP‐1、GIP）」というホルモンが消化管から出て、インスリンの分泌をうながします。インクレチンのなかでもGLP‐1は、「グルカゴン」という血糖値を上げるホルモンが膵臓から分泌されるのを低下させ、肝臓での糖新生も抑える作用があります。そうすることで、血糖をコントロールしているのです。

DDP‐4阻害薬のDDP‐4とは、インクレチンを分解する酵素のこと。インクレチンの分解を阻害し、GLP‐1の働きを高めて、高血糖時のグルカゴン分泌を抑えるとともに、インクレチンの働きを助けます。しかも、高血糖時にだけ作用してインスリンの分泌を促すため、低血糖を起こしにくいというメリットがあります。

この新しい薬を加えて、自己流の糖質オフのチャレンジにもとりくんでいた父。戸惑う母。同じものしか食べようとしない父には多大なストレスがかかり、薬を変えても血糖値が安定せず、ヘモグロビンA1cが7パーセントをいよいよ上回ってしまっていました。

なぜ、こんなことが起こったのでしょうか。

母がつくる**一汁三菜という和食ベースの食事から主食だけを抜いたり、食事のパターンが一辺倒になっていたりしたところに限界があったた**のではないか、と私は分析しています。

そこで私は、母に協力してもらいながら、「おいしい料理を食べて、血糖値も安定させる」ことを目標に、1日3食の献立づくりをスタートさせました。

この試みに、私は一つの大きな希望を見出していました。もしも成功したら、たくさんの糖尿病の方に、グルメをあきらめずに健康に長生きできる方法をお伝えできる、と考えたのです。

この目標を話すと、父はおおいに喜びました。自分と同じように糖尿病に悩んでいる人たちの役に立てることは、医師としてありがたいことだといってくれました。

こうして父と娘の二人三脚で糖尿病と向きあう毎日が始まったのです。

「君は父親をなんだと思っている！」と叱られる

私は、サプリメントの研究も長く行ってきました。

今でこそ、サプリは私たちの身近な存在になっていますが、当時の日本では、「食事さえきちんととっていれば、サプリメントなんて必要ない」という意見がほとんどでした。

ただ、アメリカでは、全世帯の84パーセントがビタミンのサプリをとっていると報告されていました。私もアメリカ在住時代に、心と体をベストコンディションに保つにはサプリがいかに大切か、多くを学んでいました。

何より母がサプリの効用を大切に考えていて、私は若いころからビタミンとミネラルのサプリを飲んでいました。免疫力の向上にはビタミンCが重要として、自分の母（私の祖母）にもビタミンCを毎日欠かさず飲ませていました。祖母は92歳の大往生をとげています。

当時も今も、毎日の食事からでは、ビタミンやミネラル、アミノ酸、必須脂肪酸、食物繊維など不足してしまう栄養素が多くあります。1つの栄養素が不足するだけで、思わぬ不調や病気、肌荒れが起こってきます。あまり知られていないことですが、メンタル的な不調も、実は栄養不足が関与しているケースが多いのです。

いいかえれば、**不足している栄養素をサプリで補えば、今ある不調が改善され、心も体も元気になる可能性が高まります**。それによって、健康が増進され、人生をいきいきと楽しめるようになります。そうした内容をまとめて、『元気とキレイを手に入れる　サプリメント・マジック』（青萠堂刊　2002年）という本も書きました。

当時、サプリメントに関する記事も多く書いていた私は、治療にサプリメントをとり入れている医師を取材して回っていました。

サプリメントの権威と呼ばれていた医師に取材をしたときのことです。治療にサプリメントをとり入れるような先進的な考えの持ち主ならば、糖質オフについてもよく知っているかもしれないと、「父が糖尿病で、親子で糖質オフにチャレンジしてみようと思っています。糖質オフについてどのようにお考えですか」と尋ねてみました。すると、

「君は父親をなんだと思っている！」

ものすごい剣幕で叱られてしまったのです。

あまりの勢いに圧倒されました。なぜ、こんなに怒られなければいけないのか、理解できま

せんでした。私は気持ちを整え、父の現状と私の意見を伝えました。

「糖質オフについては、父が、リチャード・バーンスタイン先生の『糖尿病の解決』という本を読み、自ら納得して始めたものです。私は、健康料理研究家として、娘として、**父にはグルメをあきらめることなく、糖質オフを通しておいしいものをたくさん食べてもらいたい**と思っています。父には今より健康になって、長生きして人生をもっともっと楽しんでもらいたいのです」

そう話すと、医師はそれ以上何もいいませんでした。

当時は、日本では糖質オフ食事法の糖尿病の実践者が少なく、糖質オフについて懐疑的な意見も強く、とくに医学界では相当な反発がありました。今も、医師のなかで賛成派と反対派がわかれています。

のちに賛成派の先生にこの出来事を話すと、その先生は、過去のとある学会でも糖質オフの反対派であり、賛成派の先生とバトルを繰り広げた先生だった、とわかりました。

7日間の料理トライアル（2012年に実施）

よいことをしようと思ったところが、反対されてしまうことは、人生においてときどき起こってきます。そのときは悲しい思いをしますが、のちのち振り返ると、それが決意を固める機会になっていたことも往々にしてあるものです。私自身、

「君は父親をなんだと思っている！」

と叱られたことで、覚悟がいっそう固まりました。きちんとデータをとって、有効性が高いことを検証する必要があると考えたのです。

そこで、当時、日本でもいち早く24時間血糖値を測れる機械をクリニックに導入されていた斎藤糧三先生（現・日本機能性医学研究所所長）にお願いし、まずは、父を実験台に1週間の料理トライアルを行ったのです。

では、料理トライアルをどのようなメニューで行い、父の経過はどうだったのか、簡単に解説していきます。調理には**砂糖を使わずに出汁を使って、うま味で「おいしい」と感じるよう工夫**しました。市販のルウなども糖質が多いので避け、**ハーブなどの香辛料で香りよく**しあげていきました。

〈料理トライアル1日目〉

初日なので、ゆるい糖質オフでスタートしました。この日だけは薬を飲み、夕食には全粒粉のパスタを試してみました。一般に全粒穀物は食物繊維が多いので血糖値が上がりにくい、といわれます。しかし、父の場合、想像以上に食後血糖値が上がり、２００mg／dLを超えました。**全粒穀物とはいえ糖質が多い炭水化物は、血糖値が上がりやすくなる**ことがわかりました。

◎メニュー　［朝］小麦粉を使わないビーフシチュー、野菜サラダ、豆腐の味噌汁、たんぽぽコーヒー
［昼］ミニトマト、ゆで卵、ライ麦（その当時はまだ糖質オフのパンは手作りしていませんでした）100％のツナサンド
［夜］全粒粉ペンネとシーフードグラタン、大豆粉と豆乳のホワイトソース、アスパラの豆乳ポタージュ（アーモンドミルクなども活用できます）、野菜サラダアンチョビヨーグルトソース

〈料理トライアル2日目〉


2日目からは、トライアル中は薬をお休みしました。

これは薬をとることなく食事を糖質オフに変えるだけで、血糖値のコントロールが可能だということをしっかりと見届けるための試みでした。

朝食は旅館の朝ご飯風に小皿料理をたくさん並べました。こうすることで、**主食のない寂しさを忘れることができますし、目もお腹《なか》も満たされ**ます。ただ、品数が多いと用意が大変に感じられるかもしれませんね。ただ、献立をよく見ていただくとわかるように、一つ一つはとても簡単に準備できる料理です。たとえば、冷や奴ならば、豆腐を皿にのせて薬味を散らすだけ、

とろろやおろし大根はおろすだけの簡単料理です。酢漬けなどは、時間のあるときにまとめて作り置きしておきます。

夕食には冷やし中華を出しました。麺はしらたきです。たんぱくな味わいにならないよう、出汁でうま味をしっかりつけました。**「久しぶりに冷やし中華を食べたよ。うまいなぁ」**と父はとても喜んでくれました。食後に血糖値が急上昇することはなく、ゆるやかに上昇し、数値も基準値をやや上回る程度でした。

◎メニュー［朝］サラダ、焼き魚（アジ）、おろし大根、冷や奴、ところてん、長いものとろろ、赤キャベツ酢漬け、きゅうりとラディッシュの酢漬け、味噌汁
［昼・お弁当］鶏と大豆の白あえ、ミニトマト、ミニオクラ、シメジのおひたし、ミニ菊花かぶ、ゆで卵、焼き厚揚げ、こんにゃく炒め、おやつ（くるみ10粒）
［夜］サラダ、ほっけ・おろし大根、冷やし中華風しらたき（具はゆで卵、鮭、しらす、ネギ、ミョウガ、トマトなど。麺とからみやすいよう細かく切る）

〈料理トライアル3日目〉

朝はいくつもの小皿料理を並べる旅館風朝食にし、お昼はお弁当。夕食は、豪華な洋食にしました。父は鶏肉が好きなので、骨つきのもも肉を、皮はパリッと身はジューシーに焼きあげ

ました。この日、朝食後に基準値を超えて血糖値が上がりましたが、この原因はたたきごぼうであったと想定します。実は**野菜であっても、糖質の高いものは血糖値に作用する**のです。しかし、昼食と夕食は大きく変動することなく、基準値内ですごすことができました。

［朝］サラダ、茶わん蒸し、たこときゅうりの酢の物、チンゲンサイのおひたし、豆腐ステーキ、たたきごぼう、大根とくらげのあえ物、味噌汁

［昼・お弁当］さわらとしいたけのゆず蒸し、大根とたこの煮物、赤キャベツとグリーンボールの酢漬け、ミニトマト、鶏もも肉の炒めもの、油揚げの納豆ひじきはさみ、プロシュートとチーズのきゅうり巻き、ローストビーフ、うずらの卵

［夜］サラダ、枝豆のポタージュ、鶏もも肉のサルサソース、グリルド野菜&自家製ハーブソルト、プレーンヨーグルト（無糖）

〈トライアル4日目〉

魚は単に焼くだけでは飽きてしまいます。そこで、夜はアクアパッツァにしました。アクアパッツァとはイタリアの郷土料理で、焼いた魚を水で煮て、トマトやオリーブ、アサリ、ニンニクを具材に加えます。見た目は華やかですが、調理は簡単。調味料は塩とアンチョビペーストを使うとうま味たっぷりで、とてもおいしくしあがります。調理に甘味料を使わない分、味

つけが塩味に偏らないよう、ハーブやスパイスを使って香りをつけていくのがポイントです。

この日からうれしいことに、食後血糖値が基準値内におさまるようになりました。

［朝］サラダ、もろきゅう（味噌、マヨネーズ）、ローストビーフ、たこときゅうりの酢のもの、高野豆腐の卵とじ、いかの梅肉あえ、ほうれん草のおひたし、オクラと玉ねぎの味噌汁

［昼・お弁当］豚肉とキャベツの味噌炒め、ミニトマト、牛タンスティック、魚介の煮物、オクラ、ローストビーフ、3色のコンニャクスティック

［夜］あじのアクアパッツァ、チリコンカン、豆腐と野菜のグラタン（マカロニの代わりに豆腐を使用）、バーニャカウダー（ソースにつける野菜は、ミニトマト、紫キャベツ、アスパラガス、パクチーなど）

〈トライアル5日目〉

糖尿病になると、中華をあきらめる人が多いようです。糖質と脂質が多いイメージが強いからでしょう。ですが、工夫しだいで糖尿病の人もおいしく食べられる料理がつくれます。この日の夜は麻婆豆腐にしました。**日本の味噌を調味料に使うことで、自然なあま味が出せます。**豆腐は植物性たんぱく質の宝庫。積極的に使いたい食材です。この日は一度も血糖値が基準値を上回ることがありませんでした。

［朝］サラダ、くろめ（海藻）と赤キャベツの酢漬け、モロヘイヤ&ツナ、みょうがときゅうりの白あえ、ほうれん草とベーコンの炒めもの、なめこと豆腐の味噌汁、鶏手羽焼

［昼・お弁当］ズッキーニの炒めもの、ラディッシュ、ミニトマト、しめじのおひたし、卵焼き、チーズスティック、枝豆、エシャロットベーコン巻きフライ、鶏もも肉のみぞれがけ、しし唐辛子のおかか炒め（5本）
［夜］サラダ、麻婆豆腐、まぐろのタルタル、糸寒天の味噌汁

〈トライアル6日目〉

糖質オフの食事では、通常避けられるお肉も食べられます。家でステーキなどを焼くときは、味付けはどうしてもシンプルな塩コショウか醤油などになってしまいがち。だからと言って市販のステーキソースを使うと、砂糖が入っているものが多いので血糖値が上がってしまいます。この本の最後にも、ステーキに合う手作りソースをいくつかご紹介しますが、**調理法次第では、自宅でもひと味違ってさらにおいしいステーキを楽しむことができます。**

この日は、みじん切りの玉ねぎをバターで炒めて塩を少々振る、という自然なあま味がおいしいシャリアピンソースをステーキにたっぷりのせました。父は、「うまいなぁ、本当にうまいなぁ」といいながら食べてくれました。

この日も食後血糖値が急上昇することも、血糖値が基準値を超えることもありませんでした。

［朝］サラダ、水菜と油揚げのおひたし、大根ともやしのおひたし、枝豆ツナ、鮭のグリル・タルタルソース、なめこの味噌汁、トマト

［昼・お弁当］湯むきミニトマト、れんこんの赤じそ漬け、オクラ、アスパラ炒め、ねぎの梅肉ぞえ、ミニごぼうハンバーグ、鶏もも肉の炒めもの、なすと鶏肉の味噌炒め、焼き鮭、はじかみ（矢生姜）、自家製豆腐入りタルタルソース

［夜］サラダ、ごまヨーグルトドレッシング、シャリアピンステーキ、炒め野菜のつけあわせ、枝豆の豆乳スープ

〈トライアル7日目〉

この日の朝食で料理トライアルは終了。結果として、**4日目以降は食後血糖が急上昇することもなく、5日目以降は終日血糖値が基準値を超えることはなくなりました。**

［朝］サラダ、フリッタータ（イタリアの卵料理）、ボロニアハム

人生がもっともっと輝くのが「マリー流糖質オフ」

糖質オフの実践で、日に日に食後の血糖値が急上昇しなくなっていくことが、7日間の料理

トライアルを通して示されました。血糖値を24時間計り続けたことにより、状況を正確に観察できたことがよかったと思います。これによって、食事の内容が血糖値にいかに影響するかを正確に把握できました。

私自身、十年前、7日間のトライアル以前に感じていた、「糖質オフは、本当に血糖値が上昇しないのだろうか」という不安を払拭でき、確かな手ごたえをつかめたことは大きかったと思います。

そのトライアル終了後、父はこのようなコメントを残しています。

「糖尿病発症後は、摂取エネルギー量を気にして、肉類はなるべく避けるようにしてきました。しかし、マリー流糖質オフでは豚肉、牛肉、鶏肉、魚を使った料理が多く、とても満足でした。旬の食材の本来の味覚や、出汁のおいしさを味わいながら、楽しんで続けられたのもよかったです。肉をしっかり食べてもよいという事実が、**これからも楽しみながら食事ができることを約束してくれました**。うれしいです」

この親子二人三脚の料理トライアルの模様と、父のために毎日つくった料理のレシピは、『グルメをあきらめずに糖尿病が改善　体験レシピ』（白澤卓二監修、主婦の友社刊、２０１４年）という一冊の本にまとめています。こちらには、7日間の血糖値の変動なども掲載していますので、興味のある方はご覧いただければと思います。（この本はこの7日間トライアルの後、

９ヶ月間の糖質オフの実践で、ヘモグロビンＡ１ｃが７・１％から５・４％に下がった実録書として出版したもので、現在はデジタル本のみ購入可となります。）

料理トライアル後も、父と私の二人三脚での糖質オフ生活は続きました。母も一緒に料理をつくり、グルメにおいしく「マリー流糖質オフ」のコツを身につけていってくれました。

私と一緒に糖質オフを始める前、**７・１パーセントまで上がっていた父のヘモグロビンＡ１ｃの値は、９か月後に５・４パーセントまで下がりました**。基準値内におさまり、合併症が起こる心配もなくなりました。

マリー流糖質オフを始める前、私は父にこういいました。

「ダディ、これを食べるようになったら、人生がまた輝くよ」

父はこの言葉通りにどんどん元気になっていきました。趣味のクラリネットを楽しみながら、現役の医師として毎日働いています。２０１６年には産業医の資格も取りました。コロナ禍では「大丈夫ですよ。いずれコロナ禍はおさまりますから、それまでがんばりましょうね」と励ましながら、診療に励んでいます。

しかも、新型コロナウイルスの濃厚接触者になったものの、感染しなかったことは、「はじめに」でもお話した通りです。マリー流糖質オフの食事を毎日とっていることで、**80歳を超えても、糖尿病であっても、免疫力を維持できているという事実は、父自身にも私にも大きな驚**

きであり、希望にもなりました。

ヘモグロビンA1cの値は、長く5パーセント台をキープしていました。2019年ごろからは、糖質オフをしっかり実施していても、やはり歳を重ねるとともに基準値を少し上回ってきて、6～6・6パーセントまで上がっていきました。ただ、ヘモグロビンA1cは、7パーセント以下であれば合併症のリスクも低いといえます。実際、父は現在も合併症は起こらずにすんでいます。

挫折を乗り越え、確かな自信をつかむ

父の糖質オフの食生活は順調に進みました。ただ、正直なところ、私自身が感情的になっていたことが、ほんの一時期ありました。

7日間の料理トライアルを終えていよいよ糖尿病の料理の本にチャレンジし始めた時でした。

ある日、父の食事にひよこ豆を使ったことがありました。ひよこ豆は葉酸やビタミンB6が豊富で栄養価も高く、一般的にはおいしくて健康によい食品とされています。

ところが、ひよこ豆を食べて、父の血糖値が若干上がってしまったのです。

調べてみるとひよこ豆は比較的糖質の多い食材でした。さらに調べると、豆類で糖質が少な

いのは大豆だけで、多くの豆は糖質が多いとわかりました。大豆の糖質が少ないのだから、他も少ないだろうと、私は勝手に思い込んでいたところもあったのです。

「私の不注意で、父を危険にさらしてしまった」

そう思うと、涙があふれてきました。

ただの一回、少し血糖値が上がっただけで、過剰反応してしまったのです。

このころの私は、父の血糖値を安定させることに一生懸命になりすぎて、状況を俯瞰して冷静に見られなくなっていたのだと思います。「君は父親をなんだと思っている！」と怒鳴られたときに感じた恐怖も、なかなか心から消えませんでした。当時はまだ周りに糖質オフを研究している人も少なく、専門的な相談をできる人もいませんでした。

こうしたことが重なり、とにかく少しも血糖値を上げては行けない、という極端でかたくなな姿勢が、私をそんなふうに感情的にさせたのだと思います。

そんな私に、父が言ってくれました。

「**たった一回、血糖値が上がったからといって、たいした問題にはならないよ**。それより、こんなに順調に血糖コントロールができているのだから、私たちのとりくみは大成功じゃないか。すごいよ。もっと堂々と自信を持ってやりなさい」

私は父のこの言葉で、冷静さをとり戻すことができました。実際、目の前の父の血糖コントロールは順調であることは確かですし、何より父が私のメニューを毎日楽しみに、喜んでくれています。それで十分と思うことができたのです。

みなさんも糖質オフを実践するとき、血糖値の数値にとらわれすぎてしまうと、かつての私と同じような状況に陥る心配があります。

血糖値の数値は、「成績」ではなく「ツール（道具）」です。

血糖値を計ることは、もちろん大切です。ですが、それを日々がんばっている自分の成績と思ってしまうと、その数値に一喜一憂してしまい、何かの拍子に高血糖になったとき、心までつらくなってしまいます。

血糖値の数値は、ご自身の状況を客観的に把握し、糖尿病の改善と健康長寿に活かしていくツール（道具）と考えると、状況の見え方はまるで違ってきます。

父、300人の前でクラリネットを演奏する

私自身の挫折を乗り越え、父がどんどん元気になっていく様子を目の当たりにし、人を心身ともに健康にする源はやはり食にあると、マリー流糖質オフに確たる自信を持つことができました。

そこで私は、糖質オフのレシピ開発を行いつつ、料理教室でも大勢の生徒さんに教えていき

ました。講演会などでお話する機会も増え、「楽しく、おいしく、幸せに」「病気になってもグルメをあきらめない」をテーマに、生活習慣病の患者さんやその予備軍の方々、アンチエイジングや体質改善をされたい方々に、マリー流糖質オフをお伝えしてきました。

糖質オフは、自己流ではなく正しく行うことこそ重要です。

そうすることで、糖尿病の改善はもちろん、アンチエイジング（抗加齢）、健康と免疫の維持、生活習慣病の予防、ダイエット、美容、そして子どもや孫など次世代への食育に効果を発揮していきます。

そのことを、知識だけでなく経験的にも実感した私は、たくさんの方々に役に立ててもらうため、オンラインのローカーボフーズ検定講座を開講しました。おかげさまで、たくさんの方々に糖質オフの基礎から上級の内容まで伝えることができ、うれしく思います。

そして２０１９年、「ローカーボフェスティバル・イン・宝塚」というイベントを、宝塚市と商工会議所のバックアップのもとに開催しました。

フェスには、江部康二先生と宗田《むねた》哲男《てつお》先生（宗田マタニティクリニック院長）という本書の推薦文を書いてくださった、糖質制限の大家をお招きしました。

江部先生には糖質制限の有効性を講演していただき、産婦人科医の宗田先生には妊娠前から妊娠中の女性の食事の重要性と赤ちゃんへの影響を話していただきました。

台風の次の日の開催となってしまい、直前までいろいろなことが重なって開催の危機にもさらされましたが、全国からたくさんの方にお越しいただけました。

先生方、来場してくださったみなさま、そしてスタッフとして関わってくださったすべての方々に感謝の気持ちでいっぱいでした。

このフェスは大盛況でした。そして、父も大活躍をしました。江部先生は歌がとてもお上手でフェスで披露してくださいました。その伴奏を、父がクラリネットでしたのです。300人もの前で、江部先生の歌声にあわせてクラリネットを吹く父が、なんて楽しそうだったことか。

私が東京にまだ住んでいた頃、ジャズの音色が私にはとても悲しく聞こえていました。けれども、目の前にいる父は、楽しさいっぱいの音をクラリネットで奏でています。このとき、「ああ、今日までがんばってきて本当によかった」と私自身、喜び深い時間を過ごすことができました。

「暁《あかつき》現象」が治まらない

糖尿病の薬は、次々に新しいものが開発されています。

父も、82歳から使用する薬を「トリルシティ」と「スーグラ」という2つの薬に変えました。

なお、「アマリール」は高齢者には低血糖の危険性がある、ということでストップしました。

トリルシティは、以前摂取していたDPP‐4阻害剤のジャヌビアと同じく、血糖値が高くなった場合にのみインスリンの分泌をうながす薬です。そのため、低血糖になる副作用が起こりにくいというタイプの薬です。

この薬は、患者さん自身がお腹や太ももなどに注射して使います。注射するのは週に1回だけ。インスリン治療のように毎食後に行うわけではないので、患者さん自身の負担が少なくてすむのが特徴です。薬の飲み忘れが多い人にも向いています。

父は、この注射をジャヌビアの代わりに使ってみたところ、今まで以上に血糖コントロールが容易となったので、自らクリニックで打っていました。

一方のスーグラは、SGLT2阻害薬系のお薬で、血液中に過剰になっている糖を尿と一緒に排出させる薬です。

この2つの薬で3年間、順調に血糖コントロールをしていました。

ところが、2022年5月21日に、ヘモグロビンA1cの値が7・5パーセントに上がりました。それからは数値が上昇に転じ、8・1パーセントになったこともあります。

順調にできていると思っていた血糖コントロールが、再び難しくなってきたのです。

大きな理由は、膵臓の働きの低下です。**インスリンを分泌する膵臓の働きは、糖尿病を長く患っていると働きが年々落ちていきます。**糖質オフを実践していれば、糖質を気にせず食べている人よりは膵臓を疲れさせずにすむものの、それでも膵臓の働きは加齢とともに弱まっていきます。

そこに加えて、強いストレスがかかる出来事が父に起こりました。ストレスも、膵臓に与える負担を大きくします。このとき、父は大きな悩みごとを抱えていたのですが、それをきっかけにインスリン抵抗性とインスリン分泌低下が起こり、血糖値が上がってしまったようでした。

ストレスは万病のもとといいますが、**糖尿病の人にとっても過度のストレスは注意**しなければなりません。

しかも、父の場合、暁現象が連日続くようになりました。暁現象とは、深夜3時ごろから朝方にかけて血糖値が自然と上がっていくことを指します。体内で糖新生が起こってしまうためです。

糖新生は、健康な人の体内でも日常的に行われています。ただ、インスリンを分泌する能力が落ちている2型糖尿病の場合、インスリンの血中濃度が不足することで糖新生が行われすぎることが起こります。とくに**早朝の空腹時に血糖値が高くなることを暁現象と呼ぶ**のです。

もうインスリン治療しか打つ手はないのか

5月31日、父と私は、江部康二先生に診ていただくため、京都にある高雄病院へ向かいました。

江部先生は父に「リベルサス」と「ルセフィ」という新しい薬を2つ処方してくれました。リベルサスは、作用としてはトリルシティと同じくGLP‐1受容体作動薬系の薬で、血糖値が上がったときにのみインスリンの分泌を促進する薬です。飲み薬であるため、自己注射をするという負担がありません。ただし、服用前後に胃を空っぽにしておく必要があります。

ルセフィは、薬の種類としてはスーグラと同じSGLT2阻害薬系の薬で、尿と一緒に糖を排出することで血糖値を下げる作用があります。

この2つに薬を変えたところ、8・1パーセントあったヘモグロビンA1cの値は、1か月で6・7パーセントまで下がりました。

ただ、朝に血糖値が200mg/dLまで上昇する暁現象は抑えられませんでした。

そこで、江部先生にリベルサスの服用量を7ミリグラムから14ミリグラムへの増量を提案いただきました。

7月15日、ヘモグロビンA1cは6・9パーセントをキープでき、おかげさまで食欲も昼と夜は戻ってきましたが、朝は食欲がないままでした。

ただ、やはり朝の暁現象が抑えられず、父のヘモグロビンA1cが6パーセント後半のままであることが気になりました。

そこで、7月22日から「ツイミーグ」を2錠プラスして症状を観察することにしました。

ツイミーグとは、2021年に発売開始された、新しいタイプの薬です。

私たちの体は、細胞内にあるミトコンドリアの働きによって、酸素を燃焼させて大量のエネルギーを得ています。ツイミーグは「エネルギー産生装置」とも呼ばれるミトコンドリアにも作用して、インスリン分泌とインスリン抵抗性をともに改善し、血糖降下作用をもたらしていく内服薬です。

この新薬を追加しても、血糖値はすぐには改善しませんでした。

父も医師ですが、新しい薬を始めて1週間がすぎても効果が表れなかったときには、「やっぱり、もうダメか。インスリンの注射を使うしかないのか」と悲しい気持ちになっていました。

そんな父の気持ちを強く支えてくれたのは、江部先生でした。

「この新薬は、最低でも1~2か月間服用を続けることで、本来の効果が発現してくるタイプのお薬なんです」

といってくれたのです。

多くの場合、新しい薬を始めれば、結果を期待します。そのぶん、結果がすぐに出ないと、期待を裏切られたようでがっかりします。

しかし、ツイミーグという薬はすぐには効果が出ないこともある薬であることを、江部先生はそのときすでに入院患者さんとの臨床経験から熟知し、父にきちんと示してくれたのでした。

24時間血糖値を計れる測定器の登場

江部先生は、父に**「1日1日、少しずつでもいいから、どのくらい数値が変わっていくか、じっくり観察してください」**と説明されました。父は今、「フリースタイル（Free Style）リブレ（以下、リブレ）」というセンサーを腕につけています。リブレは、14日間連続して血糖の変動を測定し続けることのできる測定器です。

測定の結果はスマートフォンや専用機器に逐一送られてきて、わかりやすいグラフになって表示されます。これを見ることで、どのような食事をしたときに血糖値が高い状態が続いてしまうのか、暁現象の有無、さらに低血糖のリスクなどを客観的に知ることができます。

グラフという目で見える形で示されるので、自分自身で血糖コントロールがやりやすいのが最大のメリットといえるでしょう。

10年前、父と二人三脚で7日間の料理トライアルを実践したときには、血糖値の変動を24時間見るために、お腹に針を刺してセンサーをとりつけるといった大がかりな機械を使う必要がありました。しかしその5年後、２０１７年にリブレが販売されました。これほど便利で正確な測定器が出てきたことには、本当に驚きます。**それほど糖尿病に悩んでいる人が多く、そうした人たちを救いたいと日々がんばっている方も増えているという表れなのでしょう。**

父はリブレの出現までは、毎日のように食後、血を指からとっては血糖値を測っていたものですから、この画期的な測定器には大変助けられたといっています。糖尿病と診断されたなら、このリブレをつけて血糖コントロールしてみてはどうか、ご検討をおすすめします。

リブレを毎日、注意深く見ていると、ツイミーグを服用してからわずかずつですが、血糖値が下がっていくのがわかりました。ところが、このツイミーグという薬を飲み始めてから、父の食欲がなくなってくるのがわかりました。そしてなんと3週間で体重が3kgも減ってしまっていたのです。私は、どうにか父がこの壁を乗り越えて、また食欲を取り戻してほしいと思い、仕事の合間を縫い、作り置きなどをして、父の好みに合わせて、新しい糖質オフのメニューを作り、父の様子を見ることにしました。すると、2週間ほどたったある日、私に父から嬉しそうに、こんなメッセージが届きました。

「体重が増えてきた。忙しいなか、おいしい食事をつくってくれて、ありがとう！」

私はこれからも父が食欲を増すおいしい食事を可能なかぎり作っていきたいと思っています。

すると、2週間ほどたったある日、私に父から嬉しそうに、こんなメッセージが届きました。

「体重が増えてきた。忙しいなか、おいしい食事をつくってくれて、ありがとう！」

私はこれからも父が食欲を増すおいしい食事を可能なかぎり、作っていきたい、と思っています。

なお、血糖値の変動を継続して計れるリブレは、どんな行動をすると血糖値を安定させられるかも明確にしてくれます。

たとえば、ふだんは気をつけているつもりでも、ときに糖質の摂取量が多くなってしまうことはあるものです。そんなときも、**食後に約30分間速足で歩くなど軽い運動をすることで血糖値を下げることができます**。これはリブレをつけていれば、誰にでも実験できることです。そういった意味でも、とくに食後の軽い運動は重要です。

私の父も、この10年間は、夕食のあとに必ずエアロバイクに30分は乗って、汗を流しています。

糖質オフも医療の支えもどちらも大切

ここまでが父の現状（2022年10月）です。現在のところ、ヘモグロビンA1cは6・5〜6・9パーセントの間を行ったり来たりしています。食後血糖値はだいたい140mg／dLです。

50歳で糖尿病と診断され、70歳で孫が産まれたことから自己流で糖質オフを始め、75歳で娘である私とおいしく楽しい糖質オフ生活をスタートし、現在、85歳になりました。

「70歳まで生きられたらいい」といっていたのが嘘のように、今、父は元気です。

発症から35年がたちますが、薬の力を借りながらも、おいしく楽しく糖質オフを毎日実践していることで、目が見えなくなったり、祖父のように足を切断したり、人工透析をしたりなどの合併症は、何も起こっていないのが現状です。

私は現在、講演会や料理教室、執筆活動などを通して糖質オフの食事法を広く伝える仕事もしています。ただ、食事だけで血糖コントロールができるとは言いません。第一に大切なのは食事、そして運動。それでも血糖コントロールが難しいときには薬の力を借りることが大切とお伝えしています。

血糖コントロールには、医療の支えが重要です。このことは、江部先生や宗田先生など、糖質制限を推奨されている医師の多くが話されていることでもあります。

ときどき、「糖質オフをやっていれば、薬は飲まなくていいのだろう」と自己判断してしまう人がいます。しかし、糖尿病をすでに発症している人の場合、自己判断で薬をやめるのはとても危険です。

また、**糖尿病の薬を服用しながら、かかりつけ医に黙って糖質オフをスタートするのも危険**です。低血糖を起こしてしまう危険性があるからです。薬を使っている人は、糖質オフを始める際には、かかりつけ医に必ず相談しましょう。そうすれば、医師が薬の量や種類を検討してくれるはずです。

一方で、「薬を使っているのだから食事は好きに食べていい」という人もいます。これもどうでしょうか。膵臓を今以上に疲れさせては、薬を服用していても、いずれは薬が効かなくなってしまうくらい膵臓が疲弊してしまいます。

人は歳を重ねるにつれ、内臓の機能は衰えます。これはやむを得ないことです。父も今は85歳ですので、糖質オフを忠実に実践しても、やはり薬なしでは血糖コントロールが難しくなってきています。

いずれはそうなるのですから、私たちは自らの内臓の機能を、気づいた今からできる限り温存するために、糖質を控え、インスリンの分泌量をできる限り減らし、膵臓に負担をかけないよう気をつけなければならないのです。

「1に運動　2に食事　しっかり禁煙　最後にクスリ」とは、厚生労働省が推奨している健康寿命をのばすための心得です。食事と運動が第一に必要なのは、糖尿病の改善においても同じです。

だからといって、**グルメをあきらめる必要はありません**。

「糖尿病の食事はまずい」とよくいわれますが、これも間違い。食べてはいけない食品と食べて良い食品を、糖質量を考慮した新たな目線で選別して、素材の味を引き出す、などの料理のコツも考慮して作れば、糖尿病の食事はおいしいものになるのです。

私たちにとって食事とは、生きていく楽しみです。これをあきらめる必要など、これっぽっちもないのです。

どんな食事、どんな治療をするのかは自分で選ぼう

糖尿病になると、インスリン治療を真っ先にすすめる医師も少なからずいます。インスリン治療は、即効的に血糖値を下げる作用に優れているためです。

ただ、患者さんは毎日、自分で注射を打つ負担があります。どこに行くにも、注射器一式を持ち歩く必要もあります。薬が効きすぎると、低血糖になる副作用もあります。低血糖とは血糖値が基準値の範囲以下まで下がってしまうこと。低血糖になると、場合によっては意識を失い、命に危険が及ぶ危険性があります。

こうしたことから、「インスリンをやめたいのだが、糖質オフでそれは可能か」という質問をよく受けます。インスリン治療は一度始めると、なかなかやめられないと思っている人も少なくありません。

正しい知識を身につけて、エネルギーと栄養が不足しないよう糖質オフを実践していくこと

で、インスリン治療をやめられたという方は、実は数多くいらっしゃいます。

ただし、前述したように自己判断せず、かかりつけ医、または糖質オフの食事に理解を示す医師を見つけて、相談しながら血糖コントロールしていくことが大前提です。

現在は、糖尿病治療は研究がどんどん進み、とてもよい新薬が出てきています。糖尿病の臨床経験に優れた医師は、多くの薬のデータを蓄積していて、経過のたどり方も理解しています。

しかし、インスリンをすすめる医師のなかには、食事を変えることで飲み薬と患者さんの持っている膵臓の機能の可能性を高め、長期的に合併症を防ぐ治療法を一緒に模索してくれる医師はそこまで多くないのかもしれません。

なぜなら、インスリンを打ってしまうと、その患者さんの膵臓の持っている、わずかであるかもしれないポテンシャルをもマスキングして、見逃してしまう可能性があるからです。

医療とは、そもそも人間が長生きするため、私たちの体の機能、ポテンシャルを最大限に引き出すためにあるべきもの。一時的に症状が改善するから使用するものではないのです。

まずは患者さんの体の状態を診断し、いかにその状態を根本から見直し、そしてそれぞれの臓器を長持ちさせるか。そうすることで、人は医療を味方につけて長生きできるのではないか？　と私は考えます。

父がツイミーグの服用を始めたときに、「十分に効果が出るには1～2か月かかることもありますよ」と江部先生が教えてくれたのがよい例です。薬を使用するときは、常に体の変化をじっくりと観察し、まだ機能しようとしている、体のポテンシャルを最大限に引き出すことを念頭におくべきでしょう。

今、糖質オフについて理解の深い医師も増えつつあります。実際に、**糖質オフの食事法を治療に取り入れている医師も多くなりました**。そうした医師は全国にいますし、ありがたいことにオンラインで患者さんの相談にていねいに乗ってくれる医師もいらっしゃいます。

そう考えると、自分が決めた選択に対して、理解のある医師を選んでかかりつけ医にしていくことがいかに大切かわかります。**医師選びのポイントは、患者さんの言葉によく耳を傾け、コミュニケーションがきちんととれるかどうか**でしょう。

実際、糖質オフを実践しようと相談し、かかりつけ医に反対される場合もあるでしょう。そのときには驚いたり、残念に思ったりすることはありません。相談する医師を変える選択を私たちはできるからです。どこに相談していけばよいかわからないときには、巻末に掲載したメールアドレスにメッセージをいれてご相談くだされば、紹介することも可能です。

次章では、なぜ糖質オフが糖尿病の人の食事法として最適なのか、アメリカと日本の現状を比較しながらお話していきます。

第2章

糖尿病先進国・米国を反面教師にして、日本も〝負の食べ方〟をそろそろ断ち切りましょう

アメリカでは糖尿病合併症が減っている

食事について考えるとき、「ＰＦＣバランス」が大切とよくいわれます。「Ｐ」はたんぱく質（Protein）、「Ｆ」は脂質（Fat）、「Ｃ」は炭水化物（Carbohydrare）のこと。とくに、糖尿病の人の食事においては、たんぱく質と脂質、炭水化物という3つの適正な栄養バランスが重要になってきます。

ただし、そのバランスをどうするかは、提唱する組織や人によって違ってきます。

日本糖尿病学会は、長い間、炭水化物（糖質）の摂取量をエネルギー比で60パーセント、その後は50〜60パーセントとることを一貫して指導・実施してきました。

これに対して「糖尿病先進国」とも呼ばれるアメリカの糖尿病学会では、糖尿病発症前の炭水化物（糖質）の推奨摂取量はエネルギー比で45〜60パーセントですが、糖尿病発症後は40パーセントを推奨しています。

では、炭水化物の摂取量を減らしたことで、アメリカでは何が起こったのでしょう。

１９９０〜２０１０年に**糖尿病合併症の発症率が急速に低下**したのです。

医学誌「ニューイングランド・ジャーナル・オブ・メディスン」（２０１４年4月17日発表）によれば、

◎急性心筋梗塞　67・8パーセント減少
◎高血糖症による死亡　64・4パーセント減少
◎脳卒中　52・7パーセント減少
◎下肢切断　51・4パーセント減少
◎末期腎不全　28・3パーセント減少

というように、すべての合併症が大幅に減少したことが報告されました。

これは、20年間で合併症になる人が急速に減ったことを示しています。

ところが**日本では、糖尿病を発症する人も合併症で苦しむ患者さんも増え続けています**。

こうした状況を受けてか、日本糖尿病学会は、糖尿病治療ガイド2020-2021（2020年4月30日発行）にて
「一般的には、初期設定として指示エネルギー量の40～60パーセントを炭水化物から摂取する」と内容を変更しました。「指示エネルギー」とは、糖尿病の患者さんに医師から示される1日にとるべき総摂取エネルギーのこと。患者さんは、その範囲内で1日3回の食事をするよう指導されます。

2020年以前の「炭水化物を指示エネルギーの50〜60パーセントとる」といっていたときに比べると、日本糖尿病学会も糖質オフにいくらかシフトしてきていることが読みとれます。

ただし、推奨する糖質の摂取エネルギーに40〜60パーセントと幅を持たせていて、アメリカのように「40パーセントまで」という歯切れのよさはありません。

これによって、**日本ではいまだに糖尿病の発症率も合併症のリスクも減少に転じることができずにいます**。

カロリー制限によって太ってしまうことも

現在、日本糖尿病学会が推奨する食事療法は、「カロリー制限食」です。指示エネルギーの範囲内で、1日に何をどれだけ食べればよいかを指導されます。実際にカロリー制限食を行っている人は、「何を食べるにしてもカロリーを考えなければならず、めんどう」と感じることも多いでしょう。

また、減量が目的の〝ダイエット〟も、カロリー制限が常識になっています（「ダイエット」とは本来、「日常的な食事、食べもの」の意味ですが、日本では「やせること」という意味でも使われています）。

カロリー制限で行うダイエットは、食事で摂取するエネルギーが、体が消費するエネルギーを下回れば、人は太らず、太っている人は自然とやせていく、との考え方にもとづいています。カロリーは、たんぱく質1グラムにつき4キロカロリー、炭水化物1グラムにつき4キロカロリー、そして脂質は1グラム9キロカロリーある、といわれています。

このカロリー制限による食事法では、高カロリーの食品を控えることになります。とくに、カロリー値の高い脂質が制限されます。それが肉の摂取量の減少につながります。

しかし、肉は脂質の多い食品ですが、良質なたんぱく質の供給源でもあります。それと同時に、日本人が昔から食べてきた魚介類も、良質なたんぱく質と脂質を蓄えています。

減量が目的のカロリー制限を実施した場合においても、たんぱく質を摂取しなければ、筋肉をつけることができません。筋肉がつかなければ基礎代謝が下がります。

基礎代謝とは、人が生きていくために最低限必要なエネルギーのこと。私たちが1日に消費するエネルギーの大半がこの基礎代謝によって使われています。よって、基礎代謝が高い人ほどやせやすく、そして、筋肉量の多い人ほど基礎代謝が高くなります。反対に、筋肉が少ないと、基礎代謝が下がり、やせにくい体質となってしまいます。

つまり、**たんぱく質の摂取量が減ってしまえば、いくらカロリー制限をがんばっても、やせにくい体質になるだけ**なのです。

また、カロリーの高い脂肪は制限するけれども、たんぱく質と同じカロリーで、脂質の半分以下の炭水化物は制限しない、という食事をしていれば、血糖値が上昇します。体内で必要のない余分な糖質は、中性脂肪に変わっていきます。こうなると、摂取カロリーをがんばって抑えていても、かえって太ってしまうのです。

カロリー制限より糖質オフのほうが血糖コントロールは楽な訳

血糖コントロールを必要とする糖尿病の人が、カロリー制限を行うと、どうなるでしょうか。たとえば糖尿病で教育入院すると、ＰＦＣバランスを保つために肉を控え、しかも炭水化物も控えることをします。そうやって摂取カロリーを低くすることで、血糖値を抑えていくのです。しかし、患者さんはとてもひもじい思いをします。

退院すると、「カロリーの多い肉は食べたらいけないもの」と認識し、患者さんは食べないようにします。けれども、入院中のときのようなひもじい思いは、もうしたくありません。そのため、カロリーが肉よりも少ないご飯をお腹いっぱいに、しっかり食べてしまう人が多くなるのです。

こうなると、血糖値の急上昇が頻発してヘモグロビンＡ１ｃの値が上がります。

結果、再び入院しなければならなくなります。教育入院とは名ばかりになって、入退院をくり返す人もいます。こうなると、食事のたびに血糖値スパイク、いわゆる血糖値の乱高下が起こって血管が傷つけられ、さまざまな合併症を引き起こす結果につながっていきかねません。

では、どうすれば血糖値スパイクを起こさず、血糖値を上手にコントロールできるでしょう。肉も、多少油っぽいものであっても、適量ならば健康に大切な食品の一つと考えて、楽しみながらしっかり食べることです。

そもそも、肉は血糖値を上げません。血糖コントロールをする際には、肉や魚をしっかり食べて1日に必要なカロリー量をきちんと摂取する。その一方で、ご飯はがまんするという糖質オフの食事法を実践するほうが効果的です。

糖質オフを実践していると、血糖コントロールが可能となり、入退院をくり返すこともなくなります。なぜなら、**満足のいく食事を存分に楽しみながらも、炭水化物は控えているので、血糖コントロールが容易になる**からです。

反対に、厳格にカロリー制限を行うためには、食事の全体量を減らすためにお腹が空き、グルメをあきらめることもしなければなりません。そうしないと、合併症を防げないからです。

何歳になってもおいしいものをお腹いっぱい食べたい。そうと思っている糖尿病患者の人には、カロリー制限より糖質オフのほうが適しています。

たとえ主食を我慢したとしても、従来のつらいカロリー制限での血糖コントロールを強いられることがありません。**食を楽しみながら毎日をすごし、合併症を防ぐ**ことができるのです。

そして、甘いものが好きな方は、砂糖の代用となる甘味料を選択し、お酒が好きな方は、蒸留酒を選んで飲むようにすれば、我慢をすることなく、血糖値の上昇を抑えることができます。これらのことは第3章でお伝えします。楽しみにしておいてくださいね。

人が数日間何も食べずとも生きていける理由

ここで左のグラフを見てください。これは、成人の体組成を表しています。

成人の体を構成する成分としてもっとも多いのは水分で約60パーセントです。次に多いのがたんぱく質で15～20パーセント、次が脂質で13～20パーセント、ミネラルが5パーセント前後、そして糖質はわずか1パーセント以下です。

ところが、日本糖尿病学会では、摂取エネルギーの約60パーセントを炭水化物（糖質）からとるように推奨してきました。体組成のパーセンテージと、まるで合致していません。

それなのにどうして、これほど多くの炭水化物をとるように推奨されてきたのでしょうか。「炭水化物（糖質）はエネルギー源として必須」と長く考えられてきたからです。そのため、「糖質オフを行うと、エネルギー不足になって力が出なくなり、生命活動にも支障をきたすことになる」と危険視されてきました。

しかし、**私たちの体は、糖質の摂取量が不足したとしても、ブドウ糖を自らつくり出す機能**

体は何からできている？

＊筋肉量や体脂肪率などから個人差があります。

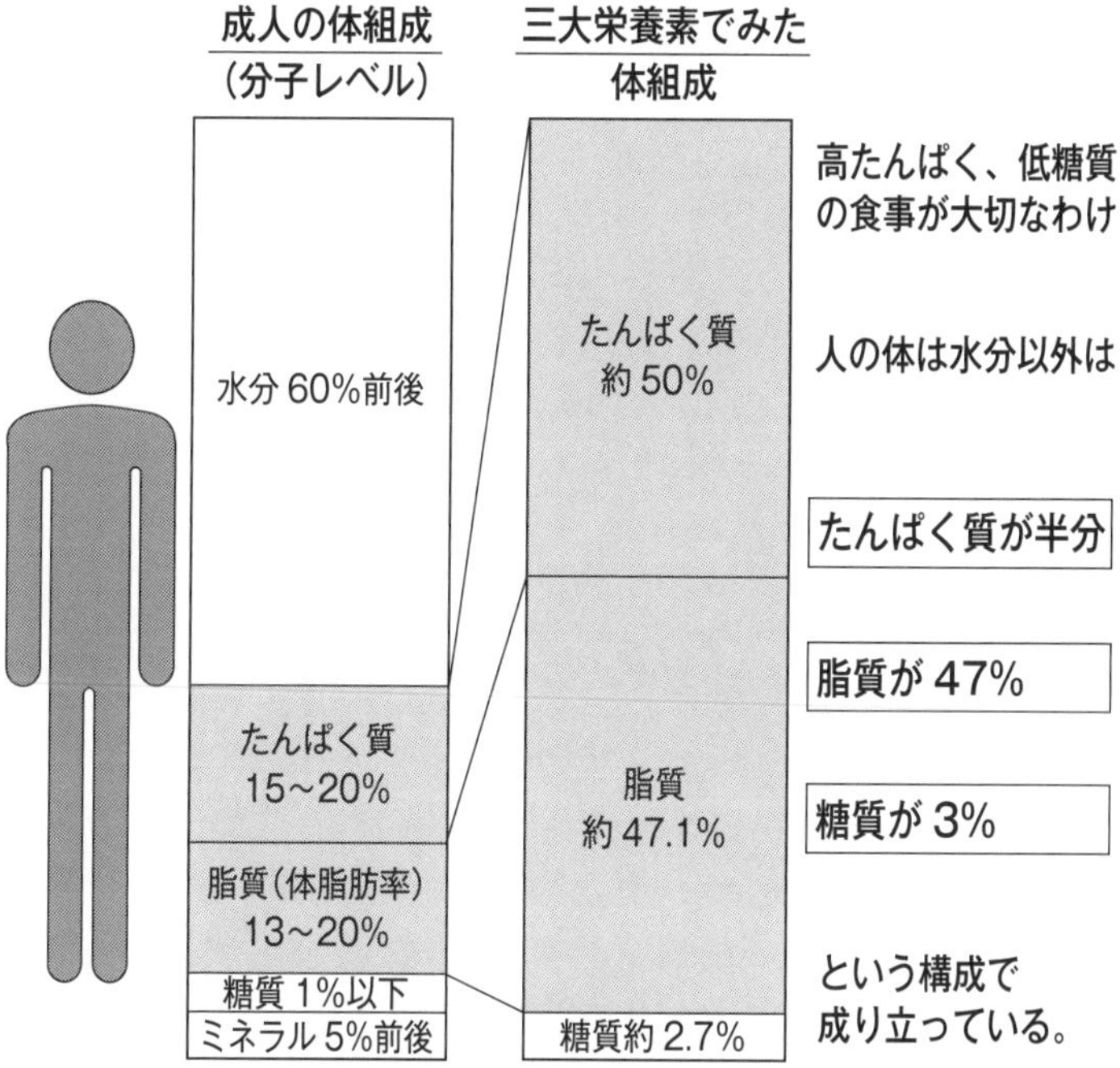

江部康二 認知症にならない最強の食事術 宝島社，東京，pp38, 68-69, 2020「人体の 5%前後はミネラルが構成している」の数値から作成

が備わっています。

それが、第1章でもお伝えした糖新生というメカニズムです。肝臓が、体内にある乳酸やたんぱく質、脂質を材料にブドウ糖を合成してくれるのです。

2型糖尿病の場合、糖新生が過度に行われることで暁現象が起こってくると第1章でお話ししましたが、糖新生は本来、生命を守る機能の一つです。

たとえば、2016年にこのような事件がありました。親とはぐれてしまった7歳の男の子が無人の自衛隊基地にたどりつき、1週間生きのびたというニュースです。

とても過酷で孤独な日々を、少年は水だけ飲んで耐え忍んだとされます。ところが発見当時、すり傷などはあったものの、命にかかわるような症状はなく、比較的元気で、自力で歩いていたと伝えられました。

もし、炭水化物（糖質）だけが人のエネルギー源だったとしたら、この少年はエネルギーが枯渇して、発見時、体を動かすこともできなかったはずです。糖新生という働きが、人体に備わっていたからこそ、少年は助かったのでしょう。

このように、私たちは数日間、何も食べなくても生きることができます。それは、糖新生の働きによって、自らの体内でブドウ糖をつくり出せるからです。

この少年がやせ型だったかふっくらしていたかは知らされていませんが、やせ型でも体脂肪はそこそこあるので、「ケトン体・脂肪酸エネルギーシステム」で、自らの脂肪をエネルギーに変えていたとも想定できます。

人は3つのエネルギー回路を持っている

体内では、3つのエネルギー回路が働いています。その回路によって、私たちの体内では、あらゆる活動で必要なエネルギーがつくられています。

その第一回路が「解糖系」です。解糖系を簡単に説明すると、「細胞質で、グルコース（ブドウ糖）をピルビン酸または乳酸に変換する経路」です。ただ、この回路では、あまり多くのエネルギーは産生できません。

第二は「ブドウ糖・グリコーゲンエネルギーシステム」です。

食事で糖質をとったときには血糖値が上昇し、4～5時間このエネルギーシステムが利用されます。

糖質オフを始めると、糖質の摂取量が減ることで、第三の回路である「脂肪酸・ケトン体エネルギーシステム」が活性化します。このエネルギー回路は、脂質をエネルギーに変えます。

太っている人が糖質オフを始めると、体重が落ちます。なぜなら、食事で血糖値が上昇しないので肝臓で糖新生するのですが、それには結構なエネルギーが必要であり、そのエネルギーが脂肪を燃やすことで得られるためです。

簡単にまとめてみますと、まず、体内に入ってくるブドウ糖の量が減ると、筋肉中のグリコーゲンがブドウ糖に変換されてエネルギー源として使われていきます。

次のフェーズ（段階）でも糖質の摂取がなければ、ケトン体回路が作動し始めます。すると、自らの脂肪が燃えていき、エネルギーとなるため、人は自然とやせていく、ということです。

このため現在では、**脂質の摂取量を減らすより、炭水化物の摂取量を減らしたほうが体重は落ちる、というのが、ダイエットの新常識**になっています。

ちなみに、人体に欠かせない栄養素でありながら体内で合成できず、外から摂取しなければならない栄養素を「必須栄養素」と呼びます。

アミノ酸にも脂肪酸にも必須栄養素があります。しかし、糖質には「必須糖質」と呼ばれるものがありません。糖質は、人の体内でつくり出せる栄養素だからです。

つまり、**人の体は、外から糖質を摂取しなくても生きていける**ようにつくられているのです。

脳のエネルギー源はブドウ糖だけではない

それでは、私たちの体がエネルギーを生み出す第3の回路であるケトン体回路について、もう少し詳しく説明しましょう。このしくみは、糖質オフの実践を成功に導くうえで非常に重要です。ゆっくり読んで理解を深めていただきたいと思います。

私たちの体は、ブドウ糖の他にも**「ケトン体」という物質をエネルギー源に**しています。ケトン体とは、脂肪をもとに肝臓でつくり出される物質で、脳や心筋、骨格筋など多くの体細胞のエネルギー源になっています。

人の体細胞には、「エネルギー産生装置」ともいわれるミトコンドリアが数多く存在します。ミトコンドリアは、非常に効率よくたくさんのエネルギーを産生できる機能を備えています。そのミトコンドリアが、1つの細胞に100～2000個も存在します。ケトン体はそれらのミトコンドリアで活用され、大量のエネルギーを産生する原料になるのです。

かつては「脳のエネルギー源はブドウ糖だけだから、糖質をとらないと頭が働かない」とよくいわれていました。今ではこの考え方は間違いとされています。

脳細胞内にはミトコンドリアがとくに数多く存在しています。これが何を意味しているのでしょうか。**「脳はケトン体を重要なエネルギー源にしている」**ということです。

しかも、脳細胞はケトン体を使っているときのほうがエネルギーの産生量が増えますから、働きが活性化すると考えられるのです。

ケトン体は日常的につくられていて、空腹時や睡眠時は「脂肪酸・ケトン体エネルギーシステム」が人体の主たるエネルギー源となります。糖質の摂取量が極めて少なく抑えられて、ブドウ糖を十分に得られない状況に置かれると、肝臓が脂肪を分解してケトン体をつくり出していきます。

一方、人の体には、ミトコンドリアをまったく持たない細胞もあります。赤血球です。ミトコンドリアを持たない赤血球はケトン体をエネルギー源にできず、ブドウ糖のみをエネルギー源にします。

赤血球は、体のすみずみまで酸素を届ける働きをしていて、酸素はミトコンドリアがエネルギーを産生する際に使われます。

ですから、私たちが健康にエネルギッシュに暮らすためには、赤血球の働きが重要です。

では、糖質オフを実践すると、赤血球はブドウ糖というエネルギー源を得られなくなってしまうのでしょうか。

この心配もいりません。赤血球は糖新生でつくられるブドウ糖を使うことができるからです。

このように、糖質オフを行っても、私たちの体は困らないようにできています。それどころか、**エネルギーの産生効率がよくなり、体も脳も元気にいきいきと活動を始める**のです。

ただし、注意点があります。その一つが、鉄不足に気をつけることです。

ミトコンドリアにて、エネルギーを産生する際には、鉄が必要になります。そのため、鉄不足になると体はとたんにエネルギー不足に陥ります。すると、心身に不調が表れ、元気も出なくなります。

ですから、**鉄不足にならないよう食事を整えていくことも、糖質オフを成功させる大事なポイント**になってきます。

鉄が豊富な食品については、第3章でお伝えします。

「肉を食べると血糖値が上がる」は間違い

糖質オフの実践にあたって、鉄の摂取と並んで重要になってくるのは、たんぱく質と脂質の摂取です。

たんぱく質は、体の組成として水分の次に多い成分です。

3大栄養素で考えると、私たちの体の約半分がたんぱく質からできています。筋肉や臓器、血球など生命に直接かかわる細胞から、骨や皮膚、爪、髪の細胞にいたるまで、体をつくる主要な材料にたんぱく質はなっています。

一方の脂質は、ケトン体の材料ともなる重要なエネルギー源とお話ししました。その他にも、細胞膜やホルモンの材料になっています。インスリンもホルモンの一種ですし、膵臓の細胞にも良質な脂質が必要です。そう考えると、糖尿病の予防と改善にも適度な脂質が必要とわかります。

糖質オフの実践では、糖質を控えるぶん、たんぱく質と脂質から1日に必要なエネルギーや体をつくる材料を摂取していきます。たんぱく質と脂質の多い食品といえば、肉や魚。魚は良質な脂質が得られます。また、たんぱく質は大豆製品からもとることができます。糖質オフでは、この3つを健康な体をつくる大事な食品としてきちんととっていくことになります。

魚や大豆食品など、日本人が昔から食べてきたたんぱく源は体によいことをみなさんはよく知っているのですが、肉だけはかたくなに避ける人がいます。肉は脂が多いから控えめにする、という従来のカロリー制限の栄養指導の影響で「肉を食べると、血糖値が上がる」と勘違いしている人が、糖尿病の患者さんに意外にも多いのです。

たしかに以前、そんなことが声高に呼ばれていたことがありました。

米国糖尿病学会は、『Life With Diabetes』〈糖尿病とともに生きる〉(1997年版)で「脂質は10パーセント未満が血糖に変わる。たんぱく質は約50パーセントが血糖に変わる」と述べていました。『Life With Diabetes』とは、糖尿病教室の完全マニュアルとして米国糖尿病学会が作成している本です。糖尿病の専門家たちは、この本を使って患者さんたちに指導をしていきます。その本で、「脂質やたんぱく質も、血糖に変わる」と述べていた時代があったのです。

しかし現在は、「脂質とたんぱく質は血糖を上げない」ということが、科学的な研究によっ

て証明されています。実際、『Life With Diabetes』の2004年版には、

「脂質とたんぱく質は、直接血糖に影響を与えない」

と明記されています。そして、こうも書かれています。

「糖質は、ほぼ100パーセント血糖に変わる」

血糖に変わるということは、血糖値が上がるということです。

つまり、血糖値を上げる栄養素は糖質だけで、脂質とたんぱく質は血糖を上げない、ということが世界の医学のスタンダードになっているのです。

もしも「肉を食べても、血糖は上がる」と思っている人がいましたら、ここで知識の入れ替えをしましょう。**肉を食べても血糖値は上がりませんから、安心して食べてほしい**と思います。

そうはいっても、父のように85歳にもなれば、糖質を摂取しなくてもたんぱく質などをとったことで糖新生が進んでしまい、血糖値が上がってしまう可能性はあります。

だからこそ、リブレをつけてご自分の血糖の変動を観察し、薬を賢く活用していくことが大切です。

今の自分は何を食べると血糖値がどのように上昇するのか？　などをしっかり観察し、主治医の先生に相談し、今の自分の症状にあった薬を試してみることです。

また、腎臓の機能が低下している場合は、たんぱく質の摂取量などを主治医の先生に確認し

ながら調整してください。

なお、市販の焼肉のタレやポン酢、ソース、ケチャップなど糖質の多い調味料を使って肉を食べれば、血糖値が上がってしまうので要注意ですが、実は現在、それらの糖質を減らした商品がありがたくも市場に出てきはじめているのです。調子に乗ってたくさん使用してしまうとせっかくの血糖コントロールが水の泡ですので、少量を心がけて活用してみてください。なお、第3章では、血糖値が上がらない肉をおいしく食べるソースのつくり方などもお伝えしていきますのでお楽しみに。

「僕は糖質オフの生き証人だからね」

日本では、糖質オフに対して、いまだに反対意見が多くあります。

しかし、米国糖尿病学会は2019年、コンセンサスレポートに

「糖質制限食は、2型糖尿病でもっとも研究されてきたパターンである」


と記載しています。2020年、2021年、2022年のガイドラインでも同等の見解です。

日本には、研究熱心で優秀な医師の方々が大勢いらっしゃいます。日本の医療技術はアメリカに劣ることはありません。優れた新薬も、次々と紹介されています。

こんなにも好条件がそろった医療体制なのにもかかわらず、日本では糖尿病合併症の発症が

なぜあとをたたないのでしょう？　みなさん、もうおわかりでしょう。米国糖尿病学会では、カロリー制限の他に、地中海料理、ＤＡＳＨ食（カリウム、カルシウム、マグネシウム、食物繊維をたっぷりとる食事法）、そして糖質制限を食事療法として公式に認定しています。

また最近では、なんと米国糖尿病学会が「糖尿病患者への低炭水化物食事法と超低炭水化物食事法の指導―医療従事者向け」というテキストを、学会のホームページで販売し始めました。私が代表理事を務める一般社団法人日本ニュートリションフーズ協会では、今後、このテキストの解説も行いながら、日本人の糖尿病患者さんに適した糖質オフの食事指導講座も、医療従事者向けに実施していく予定です。今後、日本でも糖質オフの食事指導ができる、たくさんの医療従事者（医師や管理栄養士など）が増え、多くの糖尿病の方が合併症を防ぐことが可能になることを望みます。

日本もあと20年もたてば、米国糖尿病学会で認められている糖質オフの食事法が、糖尿病の食事療法の公式の仲間入りをする可能性はあるかもしれません。

しかし、20年も待っていては、糖尿病をすでに発症している人は手遅れになりかねません。

ここまで読まれた方はもう理解してくださったと思いますが、糖質オフは正しく行えば、グルメをあきらめずに糖尿病とうまくつきあいながら、健康寿命をのばしていける食事法です。

現に私の父は、85歳になっても週６日も医師の仕事をしながら、趣味のクラリネットを吹き、人生をますます楽しんでいます。糖尿病を50歳で発症したとき、70歳まで生きることを目標としていましたが、大きく寿命をのばしました。

「僕は、糖質オフの生き証人だからね」

これが最近の父の自慢です。

人の腸は穀物の消化にいまだ適応していない

ここで110〜111ページの表を見てください。

ご飯、パン、麺、砂糖は、他の食材に比べていかに糖質が多いかよくわかります。いも類、根菜、とうもろこし、果物なども糖質が多くなっています。

私たち日本人が日常的に摂取している食品には、糖質の豊富な食品がとても多いのです。パンの種類、麺の種類、スナック菓子の種類、清涼飲料水の種類。まさに今は飽食の時代であり、糖質や炭水化物があふれかえっています。

現代の私たちにとって、大量の糖質をとる食事はスタンダードになっているのです。

しかし、みなさんは考えたことがあるでしょうか。人類の長い進化史をふり返ってみれば、現代型の食事はまさに〝異常〟なのです。

人類が誕生したのは約700万年前。農耕時代が始まったのは1万年前です。それ以前の約

700万年間は狩猟・採集によって食糧を得ていました。

狩猟・採集時代は、糖質を多く含むものなどめったに手に入りませんでした。

つまり**人類には、約700万年もの糖質オフの歴史があり、穀物食（高糖質食）は、農耕開始以降の約1万年の歴史しかない**のです。

「日本人は農耕民族だから、糖質オフは体質にあわない」という意見もあります。ですが、日本人も約3万5000年間の糖質オフの時代（旧石器・縄文時代＝狩猟・採集時代）をすごしてから、弥生時代に入っています。つまり、稲作が始まってからまだ2500年の歴史しか日本にもないのです。

このように、高糖質食の歴史は、糖質オフ食の歴史に比べて非常に短いのです。

それはつまり、「糖質の多い食品を日常的に食べ、インスリンが大量に分泌され、脂肪が体にため込まれていく」ということを日常的にくり返している歴史は、とても短いということです。

こうして考えると、人間は、インスリンを日常的に頻繁に分泌する生活をもともと送ってなく、高糖質の食事に対応できるよう体ができていないことがわかります。それが現代人に糖尿病を急増させている原因ともいえるのです。

事実、英国で発刊された「ヒューマン・ニュートリション第10版　基礎・食事・臨床」には**「人間の消化器官は穀物ベースに適応していない」**と記されています。

食品名	糖質量(g)/食品100g	食品名	糖質量(g)/食品100g
はまぐり	1.8	イチゴ	7.1
あじ	0.1	グレープフルーツ	9.0
鮭	0.1	みかん	11.2
鯛	0.1	キウイ	11.8
いか	0.1	りんご	14.1
たこ	0.1	**●調味料類**	
かつお	0.1	穀物酢	2.4
まぐろ	0.2	米酢	7.4
えび	0.1	食塩	0.0
かに	0.2	醤油（濃口）	7.9
●大豆製品		マヨネーズ	3.6
無調整豆乳	2.9	粒マスタード	12.7
大豆（ゆで）	1.9	ココナッツミルク	2.6
糸引き納豆	5.4	味噌（淡色辛みそ）	17.0
高野豆腐	1.7	上白糖	99.3
木綿豆腐	0.4	**●乳製品**	
厚揚げ	0.2	牛乳	4.7
●果物類		プレーンヨーグルト（無糖）	4.9
アボカド	2.3	プロセスチーズ	1.3

糖質量は「食品成分表2021」（女子栄養大学出版）に基づき算出

さまざまな食品の糖質量（ローカーボフーズ検定講座テキスト）

食品名	糖質量(g)／食品 100g	食品名	糖質量(g)／食品 100g
●ごはん・パン・麺		トマト	3.1
そば（ゆでたあと）	23.1	レンコン	13.5
玄米（炊いたあと）	34.2	ごぼう	9.7
パスタ（ゆでたあと）	29.2	日本かぼちゃ	8.1
精白米（炊いたあと）	35.6	とうもろこし	13.8
食パン	46.6	にんじん	6.5
●野菜類		**●いも類**	
ほうれん草	0.3	さつま芋	30.3
きゅうり	1.9	里芋	10.8
小松菜	0.3	じゃが芋	6.1
はくさい	1.9	**●肉類・卵**	
レタス	1.7	牛	0.2
かぶ	3.0	豚	0.2
なす	2.6	鶏	0.0
ブロッコリー	2.3	鶏卵	0.5
キャベツ	3.5	**●海藻類**	
大根	1.4	もずく	0.0
パプリカ（赤ピーマン）	5.3	カットわかめ（乾）	2.9
ピーマン	2.8	昆布	32.2
しめじ	1.3	**●こんにゃくなど**	
エリンギ	2.9	しらたき	0.1
しいたけ	0.7	こんにゃく	0.1
ねぎ	2.9	**●魚介類**	
玉ねぎ	7.9	あさり	0.4

そのことは、人の体内でブドウ糖に対応するホルモンの数を見比べてみれば、明らかです。

血糖値を上げる作用を持つホルモンには、成長ホルモン、甲状腺ホルモン、グルカゴン、アドレナリン、コルチゾールなど主に5種類もあります。

これに対し、血糖値を下げるホルモンは、インスリンという1種類しかないのです。

人の体は、わずかな糖質を節約して使うようにできていて、大量の糖質に対処するようにはできていない、という表れです。

なお、第1章でも話したリチャード・バーンスタイン先生は、**2型糖尿病の人の場合、1グラムの糖質をとると、血糖値が3mg／dL上昇する**としています。

たとえば、ご飯をお茶碗1杯（150グラム、糖質量53・4グラム）食べると、

「53・4g×3mg／dL＝160・2mg／dL」。

つまり、160・2mg／dLも血糖値が上がるということです。空腹時血糖値が130mg／dLの場合は、

「130mg／dL＋160・2mg／dL＝290・2mg／dL」

となります。食後の血糖値が200mg／dLを超えると血糖値スパイクが起こり、血管を傷つけます。**お茶碗1杯のご飯が、いかにリスクが高いか**をご理解いただけたかと思います。

なお、1型糖尿病の人は、1グラムの糖質をとると5mg／dLの血糖値が上昇するとされてい

ます。

玄米や五穀米でも血糖値は上がる

穀物であっても、精製された穀物と全粒穀物とでは、膵臓に与える負担は違ってきます。人が精製穀物を食べるようになったのは、18世紀以降です。

フランスで穀物精製技術が開発され、アメリカで精製機械が大量生産されると、19世紀に世界中に輸出されました。これによって、人々は白いパンなど精製穀物や麺類などを日常的に食べるようになりました。

日本でも、江戸時代になると、江戸っ子たちは白米を大量に食べて暮らしていました。しかし、これは都市部に限ったことです。しかも当時は、現代に比べて寿命が短かったですし、今のように生活が便利になっておらず、しっかり体を使って暮らしていました。事実、江戸っ子はとても筋肉質の体をしていたといわれます。寿命が短いぶん膵臓の老化期間も短く、また大量の糖質をとっても体が消費できていたでしょう。

ところが現代では、寿命がのびて長生きできるぶん、膵臓も加齢とともに老化していきます。しかも、生活が便利になって、体を動かしているより座っている時間のほうが長い、という人が大半です。

そのうえ、きれいに真っ白に精製された炭水化物を日常的に食べるようになりました。**精製された炭水化物は、とくに血糖値を急上昇させやすく、膵臓に負担をかけます**。700万年の人類史上存在していなかった、体に負担をかける食べものを、今、私たちは1日に何回もとっているのです。

それならば玄米や五穀米など全粒穀物をとったらよい、という意見もあります。

では、全粒穀物ならば、膵臓に負担をかける心配がないのでしょうか。

実は、そうともいえないのが事実です。全粒穀物とはいえ、炭水化物には糖質が多く、精製穀物ほど急激ではないとしても、血糖値を上昇させます。とくに糖尿病を発症している人は、全粒穀物をとったあとになかなか血糖が下がらなくなることも珍しくありません。しかも玄米は外皮が固くて消化に悪く、胃腸に与える負担が大きいという難点もあります。

第1章で、薬を飲んでいるにもかかわらず、父が全粒粉パスタを食べたあとに血糖値が上がってしまったお話をしました。このとき、血糖値が200mg／dLという結果が出ました。**全粒穀物や全粒粉のパスタなども、糖尿病患者は気をつけたい食品**です。

糖質オフの実践中、どうしてもご飯が食べたくなることもあると思います。

そんなときには、食事の最後に、小さなお茶碗に少しだけ、お楽しみ程度に口にしてはどうでしょうか。「一口だけ食べれば満足」ということは多いものです。しかし、それでも血糖値は上がると思います。ただ、食事の最初のほうに口に入れてしまったり、お茶碗に一膳分しっかり食べたりするよりは、血糖値の上がり方はゆるやかになるはずです。**ストレスも膵臓の負担になりますから、がまんしすぎるのもよくありません**。そうやって、糖質オフに慣れてきたら、だんだんとご飯をなくしていってもよいのです。

大事なのは、食の楽しみを大切にすること。楽しくておいしくて膵臓になるべく負担をかけない食べ方を工夫していきましょう。

65歳以上の10人に1人が要介護予備軍

以前、脂質の多い肉は「健康に悪い」といわれていた時期がありました。

その一方で、比較的エネルギー量の少ない炭水化物の問題点は語られませんでした。

今、炭水化物中心の食事をする人が非常に多くなっています。**うどんや蕎麦、ラーメン、パスタ、パン、スナック菓子など、炭水化物にかたよった食事をしながら、それが健康に悪いと思っていない人が多く**なっています。

しかし、それによって困ったことが起こってきています。その一つが、フレイルになる高齢者の増加です。

フレイルとは、加齢によって心身が老い衰えた状態のこと。英語の「Frailty（虚弱）」から来ています。

具体的には、健常と要介護の中間に位置し、体や認知の働きが落ちてきている状態を指します。要介護の状態に進行させないためには早めの適切な対応が必要で、いわば要介護予備軍とも呼ぶことができます。

フレイルが起こる大きな原因とされているのが、たんぱく質の摂取不足です。

これは第1章でも話しましたように、すべての生活習慣病は、実はメタボから発症する、と思われていたことに大きな原因があります。真面目な人ほど、「肉は脂質が多くて健康に悪い」という情報を信じすぎ、健康長寿のために「肉を控える」という選択をしがちです。

肉が健康害とされるのは、脂質が多いためですが、たんぱく質も豊富です。もちろん、たんぱく質は魚介類や大豆にも豊富です。これらとともに、肉も効率のよいたんぱく質の供給源になります。そのため、肉を「いっさい食べない」という選択をしてしまうと、たんぱく質不足に陥りやすくなってしまうのです。

たんぱく質の摂取量が不足すると、体内ではどんなことが起こるでしょうか。

体は筋肉中のたんぱく質を自ら壊して再利用するようになります。すると、筋肉量や筋力が低下して、運動機能や活動量も落ちます。

こうなると、階段の上り下りがつらい、すぐに疲れる、気力が出ない、食べものを噛む力が弱まるなど、日常生活を思うようにすごせなくなります。

この状態がフレイルです。

今、転倒をきっかけに寝た切りになるお年寄りが多くなっています。**よく転ぶというのも、フレイルによって起こる症状の一つ**です。たんぱく質不足になると、筋肉がしっかり保てなくなり、転びやすくなるのです。

このように、たんぱく質不足は健康寿命を著しく縮めます。

ところが現在、65歳以上の11・5パーセントがフレイルといわれています。

つまり、「65歳以上の10人に1人が要介護予備軍」と考えることができます。その原因には、たんぱく質不足があるのです。

調査をしてみてわかったことですが、とくに**一人暮らをしているお年寄りの多くは、1日3食、お茶漬けですまされる方もかなりいらっしゃる**ようです。

現在は、お惣菜やお弁当などたくさんの種類が売られています。そのようなものを購入すること自体が恥ずかしい、と感じるお年寄りが多いようですが、恥じることなく堂々と購入していただき、しっかりたんぱく質と野菜をとることを意識してほしいと思います。それがご自身の健康寿命をのばすためになるのです。

栄養の知識はアップデートが必要

今でこそ日本人は世界一の長寿国ですが、75年前までは短命でした。

1947年の平均寿命は男性50・06歳、女性53・98歳しかありませんでした。

それが2020年には男性81・64歳、女性87・74歳にのびています。

ちなみに、日本人が世界一の長寿国になったのは、1978年のこと。戦後わずか30年で世界一の長寿国になり、70年で平均寿命は約30歳ものびました。

日本人が寿命を大きくのばした理由の一つに食事の変化があります。**「和食＋西洋からの食のくみあわせが、寿命をのばすうえでプラスに働いた**と考えられています。

日本人は、昔から納豆や豆腐など大豆食品を日常的に、魚介類も頻繁に食べてきました。そこに西洋の動物性たんぱく質を含む食事が加わって、新しい食事形態が生まれました。

これによって、日本人のたんぱく質摂取量は大きく増えたのです。

左ページの上段のグラフを見ていただくとわかるように、1978年、日本が世界一の長寿国となった年、戦後増え続けてきた動物性たんぱく質の摂取量と植物性たんぱく質摂取量が同じ量になっています。

この時期、植物性と動物性のたんぱく質の摂取バランスはすばらしい状態にありました。そのことが、日本人の健康状態をよくして、寿命をのばした要因と考えられています。

日本人1日あたりのたんぱく質の摂取量（総量）

植物性のたんぱく質をベースに、動物性のたんぱく質の摂取が増えたことで、長寿国日本が誕生

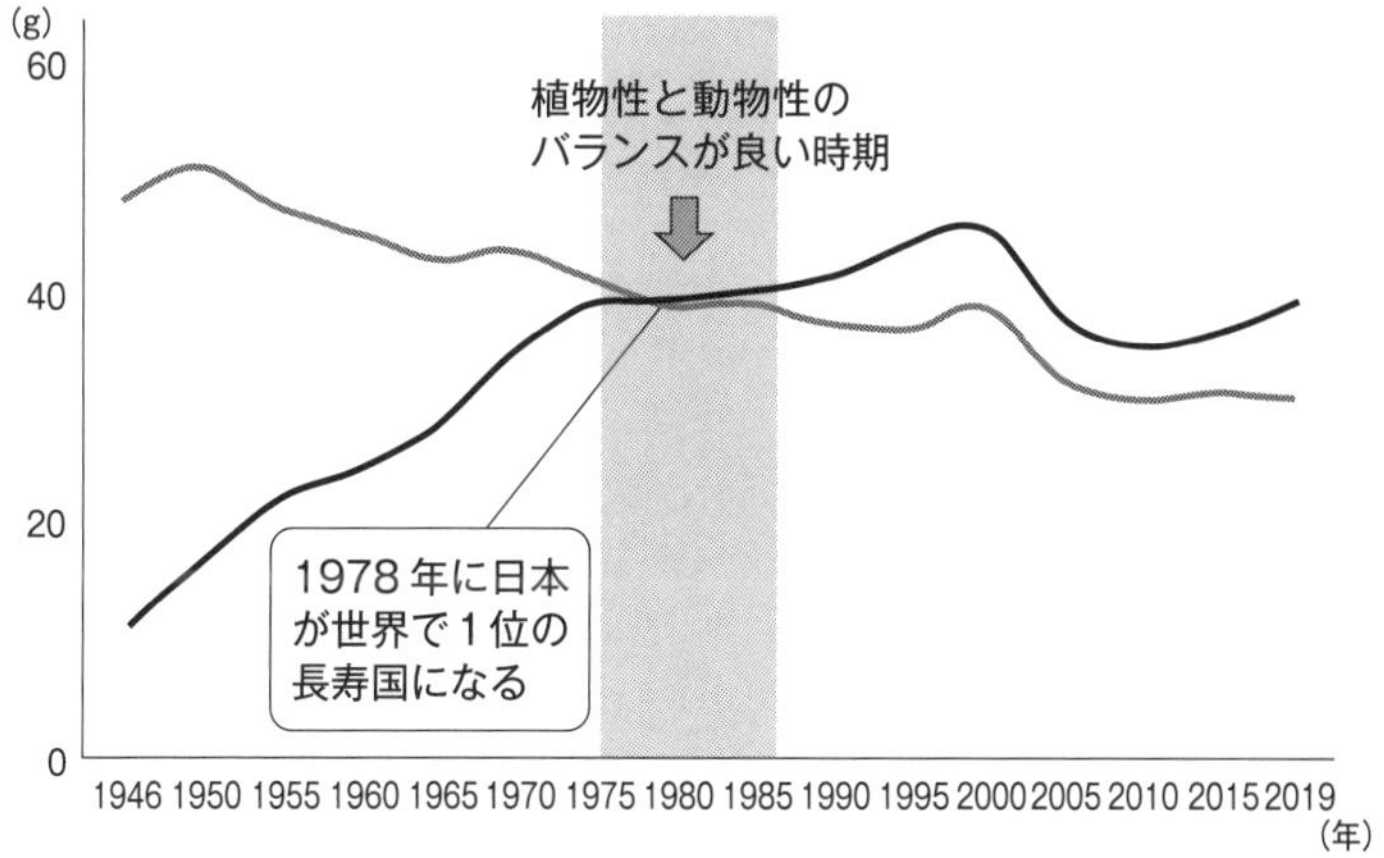

厚生労働省　国民健康・栄養調査より作成

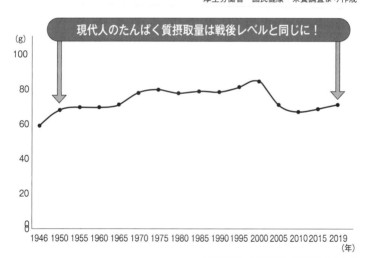

厚生労働省　国民健康・栄養調査より作成

ところが、121ページの下段のグラフを見ていただくと、2005年ごろにたんぱく質の総摂取量がガクンと減ります。**戦後と同じレベルにまで落ちてしまった**のです。

では、2005年ごろには何があったのでしょうか。

日本内科学会など8つの医学系の学会が合同でメタボリックシンドロームの診断基準を策定し、健康に対する関心が日本中で高まりました。

この診断基準をもとに、2008年からメタボ検診がスタートしました。メタボリックシンドロームとはご存じのとおり、内臓脂肪の蓄積に加えて、高血糖、高血圧、脂質異常の2つ以上を該当した状態を指します。

そして、メタボの大きな原因には、脂質や油のとりすぎがあるといわれ、肉や欧米型の食事の健康害に関する報告が相次いだのです。

ところが今、たんぱく質の重要性は世界中で訴えられていることです。

日本人の食事摂取基準にも、たんぱく質の上限量は設けられていません。たんぱく質は、少々とりすぎたところで健康障害をもたらすリスクはなく、むしろもっと追加する必要があるとして、下限が引き上げられています。

実際、**栄養士の今の合言葉は「たんぱく質」といわれるほど**です。とくにお年寄りには、今以上のたんぱく質の摂取を求めています。

このように、健康や医学、栄養については、科学の発展とともに明らかになることが多く、年々アップデートされています。

今、ご自身が信じている健康情報はアップデートされているものでしょうか。そのことを自ら検証することも、ご自分の健康寿命をのばしていくためには必要です。

アメリカ型の食事は、糖尿病を生みやすい

ただ、「健康長寿のために、今日から肉も食べて、たんぱく質の摂取量を増やそう」と思っても、現実的にはなかなか難しいと思います。

とくに高齢になると、肉は胃もたれして、たくさんは食べられなくなる人が多くなります。そうした人ほど、魚介類や大豆食品などを今以上に積極的に食生活にとり入れましょう。それが糖質オフの実践には欠かせません。

むしろ、糖質オフの実践には、魚介類や大豆製品、野菜、海藻、きのこなどから良質なたんぱく質や脂質、ビタミン、ミネラル、食物繊維をとっていく、ここを基本とすることが重要です。そのうえで、不足しがちなたんぱく質を肉から摂取していきます。

日本人が昔から当たり前のようにとってきた和食をベースにし、そこに肉料理などを適宜加えていくことで、栄養バランスに優れ、たんぱく質もしっかりと摂取できる健康的でグルメで

楽しい食習慣を築いていくことができます。

糖質オフを実践するうえで、日本ほど恵まれた国はありません。ご飯や麺類などの炭水化物を控えても、代替しやすい食品がさまざまにあります。魚介類、大豆製品、野菜、海藻、きのこなど、世界からみれば特別でめずらしい食材が、日本人にとっては「当たり前の食材」なのです。その「当たり前の食材」をたっぷりと食べていくことで、主食をとらないもの足りなさを感じずにすむのです。

一方、アメリカでは、糖質オフの実践がなかなか難しいのが実情です。アメリカ人は「炭水化物を控えたら、何を食べたらよいかわからなくなってしまう」と困り果てる人が多いと聞きます。

アメリカの一般的な家庭では、朝食はベーグルやシリアル、昼食はハンバーガーやサンドイッチにポテト、夜はピザかパスタか肉料理というのが、よく見られる食事の風景です。和食のようにおかずと主食がわかれておらず、1つの料理になっていることが多いのです。しかも、炭水化物の摂取量が圧倒的に多い。そのため、炭水化物を控えると食べるものがなくなってしまう、と感じる人がとても多いのです。

しかし、こうした**アメリカ型の食事は、血糖値を急上昇させ、血糖値スパイクを引き起こします**。血糖値スパイクは膵臓や血管にダメージを与えて糖尿病の発症リスクを高めるだけでなく、心筋梗塞や狭心症、脳梗塞、がん、認知症のリスクを高めるとも知られています。

アメリカでは子どもの糖尿病も多く見られます。その最大の原因に、アメリカ型の食事を1日3食以上くり返し、血糖値スパイクを頻発することがあるのです。

子どものやる気がないのは、食事のせい？

血糖値スパイクを幼いころからくり返す食生活を送っているのは、日本人も同じです。

現代は、アメリカ人も日本人も、**離乳したばかりのころから1日3～5回、日常的に精製炭水化物を摂取**しています。そのたびに血糖値スパイクを起こしています。

血糖値スパイクは、白米や小麦粉など精製された白い炭水化物を空腹の状態でとったときに起こります。白い炭水化物は、ブドウ糖に分解され、血液中に吸収されるスピードが速いため、インスリンを急激に分泌させやすいのです。

それが、子どもたちの心に少なからず影響を及ぼしています。

血糖値スパイクが起こると、急激に血糖値が下がり、低血糖の状態に陥ります。すると、体は疲れやすく、頭がぼんやりし、眠気を引き起こします。その状態でがんばって活動しようとしても、やる気は起こらないばかりか気持ちがイライラし、心が不安定になります。

こうした状態を何度もくり返していくうちに、キレやすいメンタルが築かれ、やがてはうつ病など心の病気を発症するリスクを高めると報告されています。

しかも、発達障害を悪化させる一因になることもわかってきています。

ところが多くの大人は、このことを知りません。

わが子がやる気のないことを、あるいは生徒が午後の授業で寝てしまうことを、本人の意欲のせいにして叱ってしまう大人が多いのです。

しかし、子どものやる気がなかったり、怒りっぽかったりするのは、食事のせいであることが少なからずあります。

子どもに、おだやかでしなやかなメンタルを築いてほしい、やる気のある子に育ってほしいと願うならば、血糖値スパイクを起こさない食べ方を習慣化する必要があります。そうした食べ方は、将来、子どもを糖尿病から守ることにもつながっていくのです。

今こそ日本の食育を世界に発信していこう

今、アメリカの専門家たちはこういっています。

「アメリカの子どもたちは、自分の親よりも早死にするだろう。そうなる前に、手立てが必要だ」

アメリカの子どもたちは、ジャンクフードがスタンダードの環境で育ち、満腹感を求めて食事をします。食事とは、目で楽しみ舌で味わうものという感覚がなく、おなかいっぱいになってこそ満足と感じてしまう。そんな**血糖値スパイクをくり返す食事は、命を縮めます**。

しかも、親もそうした食事に慣れ親しんでいれば、この悪循環に気づけず、子どもに病気の原因となるような食事を自らさせてしまうのです。

では、この悪循環を断ち切るにはどうするとよいでしょうか。

日本の食育こそ、最良の方法と私は考えています。

今こそ、日本人が古くから脈々と受け継いできた食の考え方を、世界に向けて発信していくときです。

お腹がいっぱいになるまで食べるのではなく、腹八分目で「満足」と思える感性を磨く。好き嫌いを減らして、食べものへの好奇心を深め、素材それぞれが持つ個性を味わう。季節の移り変わりを感じ、旬の野菜を食べる。うま味をきちんと感じとれる味覚を形成する。腸の働きを活性化する発酵食品を大切にしていく。食べものや生産者に感謝の気持ちを示す。たくさんの種類の食品を口にしてみる。作物がどのように育つのかを知る――。

こうした食育は、たとえ日本にいなくても、日本の食材を使わなくても実践できます。大切なのは、食の重要性を伝えることだからです。そして、**食の大切さを理解してこそ今日食べるものに好奇心を働かせることができ、それによって健康な心身が築かれていく**のです。

私自身もこの活動を始めています。2022年12月にはニューヨークの出版社（Rowman

& Littlefield）から、日本の食育に関する本『Eating the Shokuiku Way』を出版しました。この本は現在、ロスと東京で活躍中の友人でフィルムプロデューサーの木村元子との共著です。

この本には、「世界中の子どもたちが将来、病気になることなく健康で長生きできますように」との願いを込めて書きました。糖質オフの方法も紹介しています。アメリカにいても、方法さえ理解すれば、糖尿病などの生活習慣病やメンタルの不調から子どもたちを守ることができると考えています。

今後も英語をフルに活用し、幼くして肥満や糖尿病を発症してしまうアメリカのたくさんの子どもたちに向けて、日本の腹八分目の考え方や、1日にできるだけ数多くの食品を口にして味覚を鍛えることなど、食育の理論を伝えていこうと考えています。

遺伝性ではない糖尿病になる人が増えている

日本人の食事の内容は、この5～10年でがらっと変わってしまっています。このままさらに食のアメリカ化が進めば、日本も子ども向けの糖質オフの本が必要な状況に追い込まれかねない、と心配です。

先日、あるファストフード店の前を車で通りました。巨大な駐車場は満車で、ドライブスルーには車がズラリと並んでいました。アメリカ発祥のジャンクフードに長時間並んで買う時代に、日本はなっているということです。**子どもたちの味覚が、ジャンクフードを「おいしい」と感じるようになっていることに、私たち大人はもっと危機感を覚えるべき**です。

朝食はトーストだけという人はめずらしくありませんし、お昼はハンバーガーやラーメン、パスタ、丼ものという人も多いでしょう。塾通いをしている子どものなかには、出かける前にカップラーメンをすすり、あるいは、コンビニで買ったおにぎりや揚げものでおなかを満たす子も少なくありません。

さらに若い女性のなかには、「太りたくないけれど、お菓子は食べたい」とお菓子を食事にしてしまう人もいます。

手軽にお腹が満たされればそれでよいという食生活は、どうしても炭水化物にかたよります。こうした食事は、血糖値スパイクを引き起こします。

本来は食育文化の高い日本に生まれながら、和食をとる機会が減れば、素材の味やうま味を感じとれる舌を失うことになります。こうなると、「和食は味気ない。ジャンクフードのほうがおいしい」と感じるようになります。そうなっては、血糖値スパイクの頻発を止められなくなります。

実際、**出汁を飲んで「水と同じ味がする」、豆腐を食べて「味がしない」という人が多くなっています。**

現在、遺伝性ではない糖尿病になっている人が増えています。両親は糖尿病ではないのに、自分だけ糖尿病になってしまう人です。

「私は、糖尿病の人が家族にいない。だから、とくに食事に気をつけなくても大丈夫」などという時代は終わりました。

これからは、何も考えずに食べたいものを食べていて、自ずと糖尿病を発症してしまった、という人が多い時代になっていくでしょう。そんな時代を健康に生きていくには、自らが食べるものを慎重に選んでいく必要があるのです。

私たちはこの状況を冷静に受け止め、まずは、食事を自分では決められず、栄養の知識も十分でない子どもたちに、しっかりと未来を見据えた食の選択をしてあげなければなりません。

決してアメリカの二の舞にならないように、アップデートされた食育が、今のこの日本に必要なのです。

アメリカは中高年の3人に1人が糖尿病の脅威にさらされている、と報告されています。一方、日本は現在のところ中高年の5人に1人ですが、その数は上昇傾向にあり、最近は4人に1人が糖尿病かその予備軍と聞くこともあります。

このままいけば、糖尿病の発症率はアメリカに追いつくだろうと予測されています。その一因に、ジャンクフードに浸食されていく食生活があることは間違いないのです。

糖尿病予防の食育は、糖尿病の人だからできること

食育とは特別なことではありません。大人が子どもと食事をともにするなかで伝えていけることはたくさんあります。

今、糖尿病に苦しまれている方は、子どもや孫に同じ思いをさせたくないと感じていることでしょう。しかし、**自分が糖尿病であるということは、その遺伝子を受けついでいる可能性も高い**といえます。

ただ、遺伝子を持っていたとしても、食習慣によって発症を抑えることはできます。糖尿病になった人は家族を守るために、何ができるでしょうか。

いちばん大切なのは、自分自身の体を大事にし、糖尿病を改善するための食事をとる姿をくり返し見せていくことです。それこそが、すばらしい食育になります。

先日、わが家も久しぶりにみんなで外食する機会がありました。コロナ禍でずいぶんと久しぶりでしたので、ホテルの料理屋で和食をいただくことにしました。

旬の懐石料理には、さまざまな工夫が凝らしてあり、季節の料理が次々と出てきます。ときには糖質の高いものも出てきます。ただ、1品の量はほんの少しですので、父はこういうときにはおいしく、ありがたく味わって食事を楽しみます。

家での食事はいつも糖質オフだからこそ、特別なときには薬を飲みながら、季節の味覚を楽しんでいます。

御前に添えられた栗や銀杏《ぎんなん》を口に入れると「うまいなぁ、ほっぺが落ちるほどうまいよ」と噛みしめます。父のそんな姿を見て、甥っ子は旬の味覚を感じて食べることが、どれだけすばらしいことか、そしてずっとおいしいものを食べることができるように、今から食べるものに気をつけることの大切さを学んだことでしょう。

ところが、途中で出てくる肉料理はすき焼き、とメニューに書いてありました。すき焼きは砂糖をたくさん使っているため、糖尿病の父には向かない料理です。そこで「しゃぶしゃぶにしていただくことはできますか?」と尋ねると、快く引き受けてくれました。おかげで父も、御前の一人鍋をつつきながら、みんなと同じように食事を楽しめました。

食事の終盤、ご飯が各自の前に出されました。父は「私はいりません」と断りました。そうした父の姿を16歳の甥っ子は生まれたときから見てきました。

「ご飯は糖尿病によくないもんね」と甥っ子がいうと、

「そう。それにずっと糖質オフを続けているから、ご飯を食べたいとは思わなくなったね」と父が答えます。

食事の最後には、デザートがきました。もちろん、父は口にしません。でも、「家に糖質オフのアイスクリームがあるからな」とうれしそうにいいます。帰宅後、父はそのアイスを食べませんでしたが、「家にあると思えば、今食べられなくても残念な気持ちにはならない」ということも、何気ない会話から甥っ子は感じとったと思います。

甥っ子は、今は育ちざかりですから、ご飯もしっかり食べますし、デザートも食べます。それでも彼は、自分も糖尿病の遺伝子を持っていることを知っています。ですから、ふだんは甘いものやスナック菓子を食べたいといいませんし、口にする際にも食べすぎることがありません。自宅にて家族で食事をするときには、私が決まって糖質オフの料理をつくるのですが、この間も食後に、**「やっぱり素材の味を楽しむのがいちばんの贅沢だね。調味料をたくさん使わなくても、とてもおいしかった」**といってくれました。

その言葉は、長年、家族みんながおいしく楽しく違和感なく同じテーブルで食事をすることを目標にしてきた私への、最高のプレゼントでした。

やがて大人になり、糖尿病の予防について考えるときがきたら、祖父の姿を思い出しながら炭水化物の摂取量を考え、健康によい食事を自らするようになるでしょう。

そうした意識はすでに芽生えています。甥っ子は、ふだんの食事はたっぷりのサラダから始めます。父も、皿いっぱいのサラダから食べ始めます。父の食べ方を見ていて、甥っ子は血糖値スパイクを防ぐ食べ方をすでに身につけているのです。育ち盛りの時期は、もちろん主食も大切です。だからこそ、**たっぷりのサラダから食べる食習慣を築くことが、子どもたちを血糖値スパイクから守る大切な方法になる**のです。

糖尿病という病気は、自分自身の問題だけではありません。

糖尿病になってもグルメをあきらめる必要はなく、おいしさと健康は両立できることを、自分自身の食卓から大切な家族に伝えていく。それは、あなた自身にしかできない食育なのです。

アメリカは変わろうとしている

日本にアメリカ型の食生活が広がっている一方で、アメリカは今、変わりつつあります。

昨年まで米国糖尿病学会のＣＥＯ（最高経営責任者）を務めたトレイシー・ブラウン氏は、自身も２型糖尿病であることを公表しています。そして、彼女は熱心な糖質オフ実践者です。

彼女は妊娠糖尿病になり、出産後もインスリンの投与を続け、最終的に２型糖尿病を発症していると診断されました。もともとは企業の経営者であり、世界的大企業の重役を歴任してきたほどのキャリアウーマンでしたが、娘さんが５歳のときに、治療をきちんと行うことと、自分自身の人生の成功を両立させることを約束したそうです。

そして、自分が糖尿病とともに生きる方法を世のなかに伝えていくことで、糖尿病患者の意識を高め、最適な治療法を見つける手助けをしていくことを、人生の目標にしました。

こうして彼女は、米国糖尿病学会にボランティアとしてかかわることになり、ビジネス界で築いた30年ものキャリアを経て、米国糖尿病学会のCEOになりました。

彼女は、2型糖尿病を患っている最初のCEOとして、医師や製薬会社目線ではなく、患者視線に立った改革を熱心に行いました。

また彼女は、自らの症状改善のために糖質オフを行い、血糖コントロールを上手にできるようになったことで、インスリンや他のいくつかの薬を手放すことができたと、インタビューで答えています。**米国糖尿病学会のCEOで、「糖質オフの実践で薬をやめられた」と公表したのも初めて**のことです。

このことは、糖尿病治療の専門家のトップが、糖質オフを自ら体験して有効性を確認し、なおかつ糖質オフによって薬も手放せる、と認めたことになります。

昨年、トレイシー・ブラウン氏は米国糖尿病学会を離れ、アメリカ最大のドラッグストアである、ウオールグリーンの社長に就任し、「ウオールグリーンをこれまで以上に顧客の健康増進のために貢献できるヘルスケアカンパニーにすることを目指します」と宣言しています。

また、アメリカには現在、すでに513か所で「ホールフーズ・マーケット」という自然食品のスーパーがチェーン展開しています。有機栽培の野菜や果物、ホルモン剤や抗生剤を使わずに育てられた家畜の肉などが品揃えも豊かに売られています。

今、**アメリカでは、自ら動き出すことで、安心して食べられる安全な食品が手に入りやすい環境が整ってきている**のです。

今後は日本でもアップデートされた食育を実施し、子どもたちの食の安全を守りながら、彼らが長生きできる環境整備を行う必要があると感じているのは、決して私だけではないと思っています。

妊娠糖尿病が増えている

妊娠糖尿病とは、妊娠中に初めて発見された糖代謝異常のことです。

また、妊娠中に糖尿病の基準を満たす状態になった場合は、妊娠時に診断された明らかな糖尿病とされ、妊娠糖尿病よりさらに厳重な管理が必要になります。

そもそも女性は妊娠すると体質が変わり、血糖値が高くなりやすくなります。にもかかわらず、妊娠後も血糖値スパイクをくり返すような食事を続けていると、妊娠糖尿病や明らかな糖尿病を発症しやすくなってしまうのです。

妊娠糖尿病は、もともとやせている女性にも多く見られます。

妊娠前に、太ることを気にして肉などカロリーの高いものを避け、昼食はコンビニのおにぎりやサンドイッチだけ、夕食はパスタやうどんだけにしている女性が多く見られます。

カロリーばかり気にして栄養バランスの悪い食事をし、間食にはアイスクリームやケーキ、アメなどを口にするといった食習慣を続けていると血糖値スパイクを頻繁に起こしてしまい、体重は増えなくても、膵臓は疲れてしまいます。その状態で妊娠すると、妊娠糖尿病のリスクが高まります。

妊娠中の高血糖は、胎児の成長に悪影響を与えるうえ、母体も危険にさらされます。しかも出産後に、明らかな糖尿病に進行する可能性が高くなります。こうなると、生涯にわたって血糖コントロールが必要になってしまいます。

妊娠糖尿病にならないよう、ふだんから糖質過多に気をつけよう

産婦人科医の宗田哲男先生（宗田マタニティクリニック院長）は、若い女性の栄養改善や、妊娠糖尿病、妊婦の糖尿病の改善に、積極的にとりくまれている医師です。

ご自身も2型糖尿病を発症しましたが、糖質制限で劇的に改善した経験があります。宗田先生が推奨されているのは、「たんぱくリッチ食」。

「たんぱく質や脂質の摂取量を増やして、そのぶん炭水化物の摂取量は減らしていきましょう」「人を太らせるのは、肉ではなく、炭水化物ですよ」と広く伝えています。そうしてたんぱく質と脂質の摂取量を今より増やし、健康な体を築いていくことが、幸せな妊娠・出産をつくる

と語られています。

さらに宗田先生は、ケトン体の重要性についても熱心に研究されていて、著書の『ケトン体が人類を救う　糖質制限でなぜ健康になるのか』（光文社新書）は大変な話題になりました。

この著書の中で先生は、**「胎児はケトン体をエネルギー源にしていて、糖質は必要としていない」**と新たな見解を述べられており、おおいに驚かされました。

つまり、女性の健康にも赤ちゃんの成長にも大切なのは、たんぱく質と適度な脂質であって、炭水化物ではないのです。宗田先生は、妊娠中も糖質オフを実践して、たんぱくリッチな食事をすることが、母子ともに健康なお産につながると話されています。実際、宗田マタニティクリニックに入院中に提供される食事は、糖質を制限したたんぱくリッチ食です。

なお、宗田先生は赤ちゃんにも糖質オフの離乳食を与えることをすすめています。2022年1月には、『体、知能がグングン育つ離乳食』（エクスナレッジ）を、小児科医の岡田清春先生、小児科医でスポーツドクターの今西康次先生、精神科医の藤川徳美先生、そして歯科医の高橋純一先生との共著で出版されています。

今、本書を読んでくださっている方には、若い女性は少ないと思います。しかし、孫や娘を持つ人は多いことでしょう。

若いころから血糖値スパイクを起こすような食べ方がいかに危険で、将来の自分のためにならないか、そしてたんぱくリッチな糖質オフの実践が健康な心身を築いていくうえでいかに大切か、これらを**次の世代に伝えていくことは、糖尿病による負の連鎖を断ち切るために必要な**ことなのです。

高血糖は免疫の働きを阻害する

糖質オフは、免疫のバランスを整えるためにも役立ちます。

ペンシルベニア大学医学部教授の上林《かんばやし》拓《たく》先生は、ジョンズ・ホプキンズ大学を卒業し、アメリカで活躍されている、免疫学を専門とする医師です。上林先生は、ローカーボフーズ検定1級講座の講師をしてくださっています。血糖値と免疫力、そして免疫からみた糖質オフの効果についてのお話は大変にわかりやすく、受講者の方々からも大好評です。

たとえば、私たちの体内に病原体が侵入してくると、免疫細胞の1つである「好中球」という細胞が血管のなかを移動し始めます。そして、病原体を見つけると、ムシャムシャと食べてくれます。このように異物を食べて退治する免疫細胞を、「貪食細胞《どんしょく》」と呼びます。

好中球は「体に病原体が入ってきた！」と感知するとすぐさま動き出し、血管内を移動して病原体を探します。

そのとき、**血液中のブドウ糖の量が多くなっていると、好中球の働きが阻害されてしまう**と上林先生は話されています。

具体的には、高血糖が、好中球が移動したり、病原体を食べたり、攻撃をしかけたり、仲間を呼び寄せたり、といった多くの動きを邪魔してしまうというのです。

しかも高血糖は、同じ貪食細胞の仲間の「マクロファージ」の働きも阻害します。

好中球とマクロファージは、「自然免疫細胞」という仲間でもあります。

自然免疫細胞の働きが妨げられるというのは、体にとって大変なダメージとなります。

自然免疫細胞と獲得免疫細胞

免疫細胞は、「自然免疫細胞」と「獲得免疫細胞」にわけられます。

自然免疫細胞とは、私たちが生まれたときから備わっている免疫機能のこと。自分自身の細胞と、病原体など異物との違いを認識して、異物と判断したらただちに退治する働きがあります。

私たちの身の回りには、たくさんのウイルスや細菌、カビ、寄生虫などが存在しています。そのなかで暮らしていても簡単には病気にならないのは、自然免疫細胞が働いてくれているからです。

ところが、自然免疫細胞が病原体を退治できない状況に置かれると、「獲得免疫細胞」が動き出します。

獲得免疫細胞は、私たちが生きている環境によって築かれていく性質を持ちます。さまざまな病原体に感染することで、闘い方を覚えていくのです。

ただし、獲得免疫細胞は、闘う準備にとても時間がかかり、7〜10日ほども要します。この獲得免疫細胞が準備する間に、体を病原体から守ってくれているのが、好中球やマクロファージなどの自然免疫細胞です。自然免疫細胞の働く力が整っていれば、獲得免疫細胞が働き出すまでの時間稼ぎをしてくれます。

ところが、血管内が高血糖の状態にあると、好中球やマクロファージが思うような闘いをできません。そのために、**免疫システムは闘う力を低下させ、病原体の増殖を許してしまい、病気が重症化する**のです。

肥満が免疫の反応を激化させる

免疫細胞の働きはとても強力です。強い力で、敵を倒していきます。そのとき、自分の細胞も傷つけることが起こってきます。それによって生じるのが「炎症」です。

炎症とは、発熱したり、喉が痛んだり、咳が出たり、鼻水が止まらなくなったりする症状のこと。皮膚にトゲが刺さったときに、痛くなったり、赤く腫れたり、水がたまったりするのも、炎症です。

こうした炎症は、免疫細胞が敵と闘っている証です。炎症が激しくなれば、そのぶん、私たちはつらい思いをしますが、免疫がきちんと働くためには、必要なことなのです。

しかし、**免疫の反応が過度になりすぎてしまうと、炎症もそのぶん激しくなって、ときに自分の命が危機に瀕してしまう**ことも起こります。

たとえば、新型コロナウイルスで重症化してしまう理由の一つとして、獲得免疫細胞が初めて出あった敵に対して適切な闘い方がわからず、過度に反応して、自身の細胞まで攻撃しすぎてしまうことがあります。

反対に、新型コロナウイルスを吸い込んでも、何も症状が出ない人がいます。これは、自然免疫細胞が上手に働いて、獲得免疫が強く動き出すことなく、ウイルスを退治してくれたからです。

ですから、免疫力を高めるには、自然免疫が上手に働ける体内環境を築くことが重要です。ところが高血糖の状態は、これを壊してしまうのです。

もう一つ、体内の炎症を悪化させてしまうリスクファクターがあります。肥満です。

肥満は、免疫を暴走させやすく、炎症を激化させやすいことがわかっています。そのため、病気を悪化させ、治りにくいという状況を生みやすいのです。

つまり、肥満の問題とは、過度に蓄えられた脂肪が体に負担を与えるだけでなく、免疫細胞を暴走させて、病気になったときに悪化しやすい、ということにもあります。

糖質オフを始めると、肥満の人は適正体重まで自然と落ちていきます。

以上ことから、**血糖値を正常に保つことのでき、肥満の改善にも役立つ糖質オフの実践は、免疫力を維持するうえで役立つ**と、上林先生は話されています。

糖質オフを上手に行って免疫力を保っていくことは、私たちが元気にいきいきと暮らしていくためにも、大切なことなのです。

最悪の老化物質、AGEs《エイジーイーズ》

糖質オフの実践には、もう一つ、健康増進と糖尿病合併症の予防において大変なメリットがあります。それは、「糖化」を防げることです。

糖化とは、体のたんぱく質と糖が結びつくこと。その結合が進んでいくと、中間体を経て、終末糖化産物（ＡＧＥｓ）が生成されることになります。この**ＡＧＥｓこそが、私たちの体に老化を起こす最悪の物質な**のです。

そして、ＡＧＥｓの生成を促進する最大のリスクファクターが、糖尿病です。

糖尿病になると、高血糖の状態が長く続くため、ＡＧＥｓがたまりやすくなります。

糖尿病はさまざまな合併症を引き起こすと前述しましたが、その発症にはＡＧＥｓが関与していることもわかっています。ＡＧＥｓが血管や細胞を傷つけ、もとの働きができないほどに劣化させ、それによって合併症が起こってくるのです。

しかも、動脈硬化や心筋梗塞、脳卒中の原因にも糖化があります。アルツハイマー型認知症や白内障、加齢黄斑変性症、骨粗鬆症の原因になるともいわれています。

若々しくいつまでも元気に生きていきたいのは、すべての人に共通する願いでしょう。そのためには、糖化を抑制し、ＡＧＥｓの蓄積を防いでいく必要がある、ということです。とくに**糖尿病の人にとっては、糖化予防はそのまま合併症予防**になっていきます。

このように、老化や多くの病気の元凶ともいわれる糖化ですが、その最終形であるＡＧＥｓは、１００種類以上あると見られています。

ただし、すべての出発点には、ブドウ糖や果糖などの糖があります。

糖は、体内で「アルデヒド」という糖化の中間体をつくります。そのため、血糖値が上昇すれば、アルデヒドも多くなります。血糖値が下がってくると、アルデヒドも減ってきます。

健康な人も、食事で糖質をとればそのぶん血糖値が上がり、アルデヒドの発生量も多くなります。**血糖値が１４０mg／dLを超えると、糖化が起こりやすくなる**と見られています。

このアルデヒドが、体のたんぱく質と結合することで、ＡＧＥｓが起こってくるのです。

ですから、私たちはアルデヒドの発生を防いでいきたいのですが、アルデヒドは、たんぱく質と結合する反応がとても速いという性質を持っています。

ただし、AGEsになる以前のごく初期の糖化であれば、たんぱく質はもとのきれいな状態に戻ることができます。そのためには、体内の糖の濃度が下がっている必要があります。

つまり、**AGEsの発生を防ぐには、食後の血糖値が高くなりすぎず、体内を余分な糖がめぐらないような食事が必要**になります。それには、糖質オフが最適です。糖質オフは、若々しさと元気を築いていくうえでも役立つ食事法なのです。

ちなみに、ヘモグロビンA1cは、赤血球中のたんぱく質であるヘモグロビンが糖化してできた物質です。このため、その数値が高いということは、全身の糖化が進みやすい状態にある、と考えることができます。

AGEsを体外に出す方法がわかってきた!

AGEsは分解されにくく、いったん生成されると体内にどんどん蓄積されていきます。

しかも、いったん生じたAGEsは、二度と排泄されません。

つい最近までは、このようにいわれていました。

ところが、糖化の研究が進むなかで、**糖化反応を抑制したり、AGEsを分解・排出したり**

する方法がわかってきています。

このことを研究しているのは、同志社大学生命医科学部・糖化ストレス研究センターです。同センターでは、たくさんの食品サンプルを集め、抗糖化作用の有無と程度を一つ一つ調べています。抗糖化作用とは、糖化反応を抑制する、または蓄積されたＡＧＥｓの分解・排出を促進する働きのことです。

それでは、実際にどのような食品に抗糖化作用があるのでしょうか。

同志社大学糖化ストレス研究センターの教授である八木雅之《やぎまさゆき》先生は

「私たちの最新の研究によると、80種類以上の健康茶の糖化反応抑制率を測定し、これらのなかでも、**甜茶、ドクダミ茶、ルイボスティー、柿の葉茶、バナバ茶、シソ茶、ハマ茶、グアバ茶、クマザサ茶の９つが、とくに強い抗糖化作用を持つ**ことがわかりました」

と話されています。

昔から民間薬にも用いられてきたこれらの健康茶には、糖化反応阻害剤と知られる「アミノグアニジン」という薬剤と同じような抗糖化作用があったといいます。

また、ドクダミ、カモミール、ブドウ葉、セイヨウサンザシなどのハーブには、血液中のＡＧＥｓを低減し、肌の弾力性を回復させられる可能性がわかったそうです。

「春菊やサニーレタス、ヨモギなどキク科を中心とした植物にも、ＡＧＥｓの生成を抑制する

作用や、AGEsの分解・排出を促進する作用があることもわかっています」

と八木先生。父はサニーレタスなどの野菜を毎日500グラムは食べています。毎食、食事のいちばん始めにたくさんのサラダを食べるのです。

また、毎日、オーガニックのルイボスティーや、母が庭で育てているカモミールティーを飲んでいます。

そのどちらにも抗糖化作用があります。知らず知らずのうちに父は10年間、抗糖化の対策を続け、合併症を予防してきたことになります。なお、抗糖化作用が高いといわれる多くの植物性食品には、1つ共通する点があります。ポリフェノールを多く含むことです。

ポリフェノールとは、ほとんどの植物に存在する苦味や渋味、色味の成分で、自然界に5000種類以上あるといわれています。これまでポリフェノールは、抗酸化力の高い成分と知られてきましたが、抗糖化作用にも優れているということです。

つまり**ポリフェノールには、活性酸素と糖化という2大老化物質を抑える作用がある**のです。

ポリフェノールは、水に溶け出しやすい水溶性の性質を持つものがたくさんあります。水溶性の物質は、体内に入ると数時間のうちに体外に排泄されてしまいます。ですから、1回とったら安心ということではなく、毎日こまめにとることが大切になります。

糖尿病予防に期待大「黒豆味噌」

八木先生のグループの研究によって、発酵食品も抗糖化作用が高いことが判明しています。とくに注目したいのが味噌です。

大豆にはポリフェノールが豊富です。その大豆を発酵させる味噌には、乳酸菌などの善玉菌もたくさん棲《す》んでいます。**ポリフェノールと善玉菌の働きで、味噌は抗糖化作用がとくに高く、**「味噌は優秀な日本食です」と八木先生は話されています。

味噌でもとくに抗糖化作用が高いのが、豆味噌です。

豆味噌とは、大豆と塩と水のみでつくる味噌のこと。米や麦を使わず、大豆に麹をつけた豆麹を使って発酵させます。そのぶん、米味噌や麦味噌より熟成期間が長く、1～3年ほどかかります。熟成期間が長くなれば、それだけ発酵菌の数も増え、色も濃くなります。

味噌の色が濃いと塩分も多いのではないかと感じてしまいますが、豆味噌の色が濃いのは熟成している証。他の味噌より大豆の割合が多く、うま味も強いのが特徴です。豆味噌の代表が八丁味噌です。

私は、自分で黒豆の味噌をつくり、父にも食べてもらっています。自然農法の玄米を使用してつくった玄米麹を使って、丹波篠山で採れたこちらも自然農法の黒豆を発酵・熟成させてつくる味噌です。塩は沖縄のミネラルいっぱいの塩を使用しています。味噌づくりは大変そうと思われる人が多いのですが、私はバルブつき味噌用チャック袋を使っています。この袋を使うと大きな容器も重石もいらず、比較的簡単に味噌づくりができておすすめです。**味噌は食品添加物を使用しておらず、アルコール添加もされていない、生きた味噌がいちばんおいしくて酵素の恩恵を受けることができます**。

黒豆は大豆の種類の一つで、黒い皮に「黒大豆ポリフェノール」という優れた健康成分が含まれます。この黒豆にも、高い抗糖化作用が期待できます。

食事から「好き」を除くと「楽しくない」が残る

味噌は熟成するにしたがって、色が濃くなっていきます。発酵によって熱が生じ、たんぱく質と糖が結合していくためです。これを「メイラード反応」と呼びます。つまり、メイラード反応は糖化そのものです。

人の体内にＡＧＥｓが蓄積するルートには、２つあります。

１つは、ここまでお話してきたように、体内で糖化反応が起こることでＡＧＥｓが発生するルートです。

もう１つは、糖化したものを食べるルートです。体内で発生するものを「内因性ＡＧＥｓ」、外から摂取するものを「外因性ＡＧＥｓ」と呼びます。

味噌や醤油の褐色は、メイラード反応によるものですから「外因性ＡＧＥｓでは？」「それならば、体に悪いのでは？」と思われる方が多くいます。

ただ、**メイラード反応には、「体によいもの」と「体に悪いもの」があります。**

味噌や醤油のメイラード反応は、体によいもの。

発酵食品をつくっていくための温度は、細菌がいきいきと活動でき、死んでしまうことのない低温です。じわじわとメイラード反応が進んでいきます。その過程で、「メラノイジン」という成分ができます。

メラノイジンは、食品の風味をつくるとともに、抗酸化作用に優れ、血管を若々しく保ち、便秘の改善にも働くとされています。また、食後血糖値を急激に上げるのを抑える作用も期待されています。

反対に体に悪いメイラード反応は、高温で熱することで急激に生じるものです。具体的には焦げです。たびたび問題視されるのは、こんがりと焼けた料理や揚げ物などで、高温で加熱された料理は、外因性ＡＧＥｓが多くなります。

ただ、マリー流糖質オフでは、揚げものも食べます。

あれもダメ、これもダメと考えていくと食事が楽しくなくなってしまいます。揚げものが大好きな人は多いですし、私の父も好きです。

食事から「好き」を除いていくと、「楽しくない」という感情が残ります。食事は生きる根幹であり、楽しくておいしいからこそ、人生の輝きになります。

揚げものなどは、続けて食べるのでなく間を開けて食べ、抗糖化作用のある野菜も多めに食べることを心がけるとよいと思います。

また、マリー流糖質オフの料理では、揚げ物などの衣は小麦粉の代わりに高野豆腐の粉や大豆粉、おからパウダー、アーモンドパウダーを使います。こうすることで、血糖値を急上昇させず、結果的に内因性AGEsの発生を抑えられます。

もちろん、つけあわせには、抗糖化作用の高いサニーレタスやサラダ菜をたっぷりと添えます。さらに、毎日、味噌汁を飲み、抗糖化作用の高い食品や野菜を食べ、甜茶、ドクダミ茶、ルイボスティー、柿の葉茶、カモミールティーなどの健康茶を飲んでいくことで、体内に蓄積したAGEsの分解も促すことができるでしょう。

このように、**日常の食事にほんの少し工夫をすることで、私たちは抗糖化作用に優れた食生活を送ることができます**。

抗糖化を念頭に置く、ということは糖尿病の方の合併症予防のためにも、若い方の糖尿病発症予防にもとても重要です。

今日から食習慣にとり入れて、抗糖化生活をマスターしてみませんか?

第3章

おいしく、楽しく、グルメに
血糖値をコントロール！
「マリー流糖質オフ」の実践法

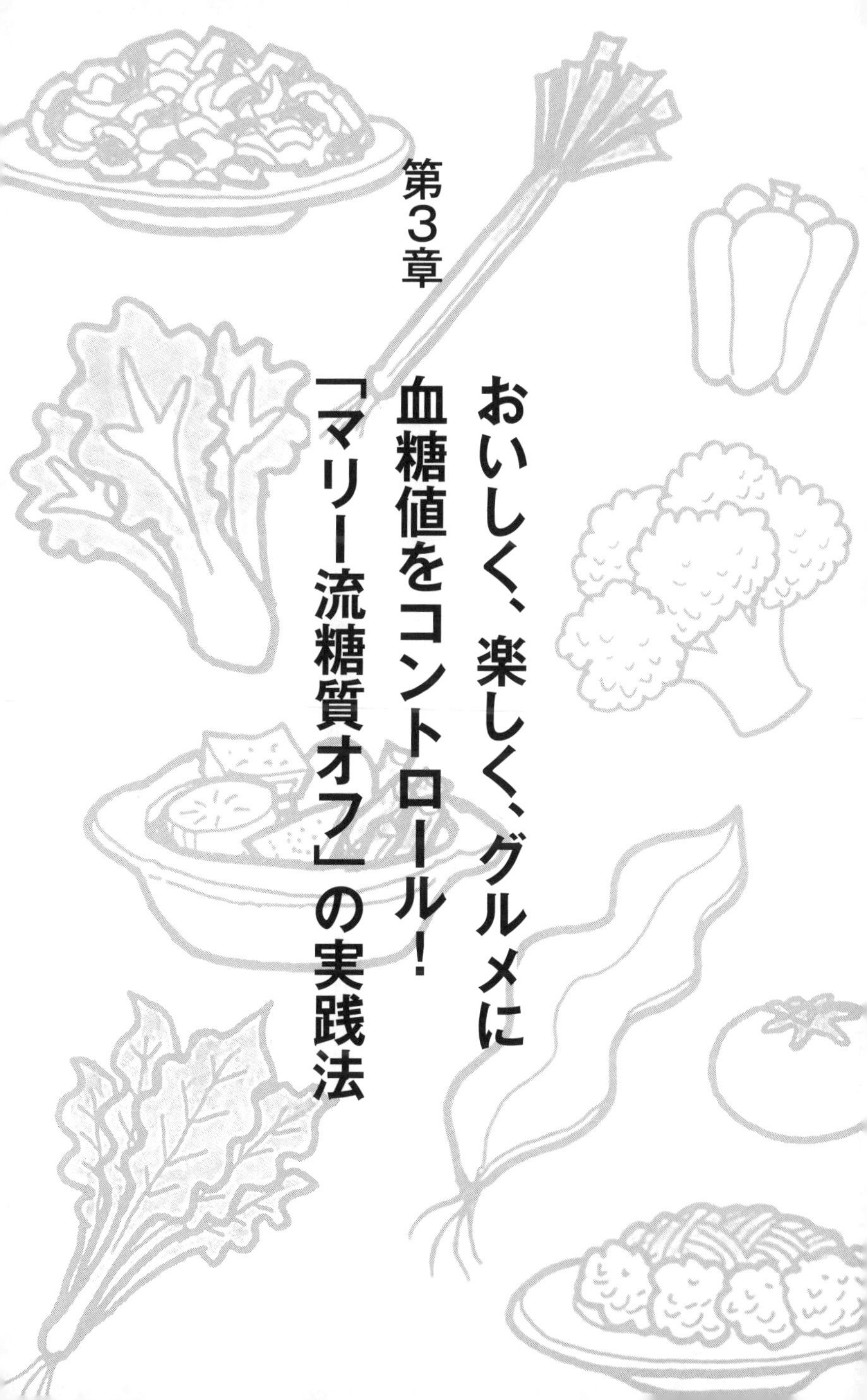

まずは2週間、がんばってみよう

それでは、マリー流糖質オフの実践方法を具体的にお話していきましょう。

糖質オフとは、単に糖質の摂取量をセーブするだけの食事法ではありません。糖質を制限する代わりに、たんぱく質と脂質をしっかりとる食事法です。簡単にいえば、**ご飯の量を極力減らす一方、おいしいおかずをきちんと食べていきます**。

マリー流糖質オフでは、まずは2週間、毎食の主食を抜いて、1食の糖質量を20グラム以下に抑えることを推奨します。その後は、1日の糖質量が130グラムを超えないことを基本として、自分の体と対話しながら、自分のペースで糖質量をコントロールしていきましょう。それが糖尿病の改善に向けて重要なポイントになってきます。1日の糖質の摂取量を「130グラム以下にする」というのは、米国糖尿病学会の推奨する数値でもあります。また、糖尿病治療の権威であるリチャード・バーンスタイン博士もこの数値を推奨しています。

なお、私の父のように「ご飯には未練がない！」という方は、**白いご飯とは極力さよならし、こんにゃくや大豆を米状にした商品などを駆使**しましょう。あまいものが欲しくなったら、血糖値が上がらない甘味料を使用したスイーツなどを食べてください。

体重が落ち、気持ちも安定し、安眠効果もある

「まずは2週間」と目標を設定するのは、ほとんどの人が糖質オフを実践して1～2週間で効果が表れるからです。

最初に現れる変化は、体重の減少です。開始当初は、脂肪が消費されていくとともに、体から余分な水分が抜けていきます。そのまま続けていくと、「糖質をエネルギー源にする体質」から「脂肪をエネルギーにする体質」へと変わっていきます。それによって、体重が適正値まで減っていきます。

また、**気持ちが安定**します。血糖値スパイクが起こらなくなるためです。血糖値スパイクが起こると、糖質摂取前の値より血糖値が下がってしまうことがあります。その低血糖時、眠くなる、イライラする、気持ちが落ち込むなどの症状が現れるのです。

ですが、糖質オフを実践すれば、食後の血糖値の上下がとてもゆるやかになり、メンタルに悪影響を及ぼさなくなります。夕食に糖質オフを行えば、睡眠時に低血糖になることもなく、安眠できます。そのために、糖質オフを実践すると、**朝すっきりと目覚められるようになった、**という声もよく聞きます。

「ご飯20グラム＝糖質20グラム」ではない

糖質20グラムとは、食品で考えるとどのくらいの量になるでしょうか。

まず、誤解していただきたくないのは、**「主食20グラム＝糖質20グラム」ではない**、ということです。たとえば、お茶碗１杯（中盛り）のご飯の重さは、約１５０グラム。そのなかの糖質の量はだいたい55グラムです。つまり、糖質20グラムのご飯とは、お茶碗に半分より少なめの量になります。

「それなら、毎食お茶碗に半分程度のご飯を食べてよいのでは？」と思う方もいるでしょう。

ほとんどの食品には、少量であっても糖質が含まれます。たとえば、一見糖質を含まないように思える牛肉の赤身でも１００グラム中０・３グラム、抗糖化作用に優れるサニーレタスも１００グラム中１・２グラムの糖質を含有しています。一品一品はわずかな糖質量であったとしても、一日30品目とることをめざせば、そのぶん糖質量も増えていきます。血糖コントロールを行いつつ今以上に元気になって、なおかつグルメを楽しむには、**主食は抜くことが基本**。おかずで使う食材の糖質を気にすることなく安心して食べていくことができます。ただし、抜くだけでいいのではありません。エネルギーを補うことこそ大事です。次で説明します。

ご飯をおかず2品に変えて「一汁五菜」に

糖質オフの実践にあたり、**もっともやってはいけないのは、毎日の食事から主食だけ抜くという方法**。これでは、エネルギー不足になって力が出なくなってしまいます。

和食の基本は一汁三菜。味噌汁やお吸い物などの汁物と、おかずが3品、そしてご飯というのが一般的な食事の形式です。この基本的な食事の形式から、糖質オフに上手にシフトしていくためには、ご飯を抜いたぶん、おかずを2品プラスします。つまり、**「一汁五菜・主食なし」というのが、マリー流糖質オフの基本形**になります。糖質オフとは、ただ糖質を制限すればよいということではありません。人間は、生きていくためにエネルギー源になるものをとる必要があります。一歩進めてエネルギー不足にならないように、タンパク質と脂質でエネルギーを補う食事に変えていくことがとても大切です。エネルギー源になるものとは、簡単にいえば「カロリーに換算されるもの」。それは、たんぱく質（1グラム4キロカロリー）、脂質（1グラム9キロカロリー）、そして糖質（1グラム4キロカロリー）です。糖質をセーブするならば、そのぶん、たんぱく質と脂質をしっかりとっていく。こうすることで、エネルギーが不足して体がふらふらすることも、元気がなくなるようなことも起こらなくなります。

糖質オフの実践の前に、自分の適性体重を調べよう

糖質オフの実践にあたり、大切なことがあります。自分の適正体重を知ることです。次の計算式から、ご自身の適正体重を計算してみてください。

身長（m）×身長（m）×22＝適正体重（標準体重）kg

たとえば、身長が165センチの人の場合、「1・65×1・65×22＝59・895kg約60kg」となります。つまり、60キロが適正体重です。

糖質オフを実践すると、太っている人は体重が減っていきます。ただし、適正体重を下回ることがあると、体力が損なわれ、体調や意欲にも影響する場合があります。

適正体重よりやせていってしまう場合、エネルギー不足の可能性があります。この場合は、カロリー値の高い脂質をとる必要があります。脂ののった魚や肉の料理を増やしましょう。

反対に、糖質オフを実践して太ってしまう人もまれにいます。この場合は、脂質の摂取量が多すぎるので、野菜や食物繊維が多めのおかずを増やしましょう。サラダの量を増やしたり、こんにゃく米を使ったチャーハンを食べたりするとダイエットに効果的です。

このように、**現体重と適正体重、体調を観察しながら、今日のメニューを決めましょう。**

豆腐は主食の代わりにもなる万能食材

糖質オフの実践では、たんぱく質の摂取にまず注目します。

たんぱく質は私たちの血となり肉となる栄養素。健康な心身をつくるために必要不可欠です。糖質をセーブするぶん、たんぱく質はしっかりとっていきます。

たんぱく質には、植物性と動物性があります。植物性たんぱく質は、大豆に豊富。豆腐、納豆、高野豆腐、おから、厚揚げ、油揚げ、湯葉、大豆の煮豆や水煮、枝豆、無調整豆乳など、大豆食品はたんぱく質が多く、糖質は気にしなくても大丈夫な程度です。たとえば、100グラム中の「たんぱく質量：糖質量」で見ると、絹ごし豆腐は「4・9グラム：2グラム」、木綿豆腐は「6・6グラム：1・6グラム」。同じ豆腐でも、絹ごしより木綿のほうが、たんぱく質量は多く、糖質量は少なくなりますが、わずかな違いですから、好きなほうを選びましょう。

糖質オフの実践では、豆腐の役割が大きくなります。豆腐をそのままおかずと一緒に食べることで、白米の代用にすることもできます。主食を抜いたぶんのプラスのおかずにもなります。**冷や奴だって立派なおかず**。ねぎ、みょうが、しょうが、しそ、海苔、味噌、わさびなど薬味に変化をつければ、毎日でも飽きがきません。

納豆に酢を加えれば、ご飯がなくてもおいしい味に

高い健康作用がたびたび話題になる納豆。たんぱく質も豊富ですし、抗糖化作用もあります。しかも納豆には、1パック（50グラム）に約8・3グラムのたんぱく質が含まれます。一方、糖質は約2・7グラムで、1日1パック食べても問題ない量です。

糖質オフの食生活では、**納豆は、豆腐とあわせて毎日とりたい食品**です。

ただ、「納豆は、ほかほかご飯の上にかけてこそ、おいしい！」と思っている方も多いでしょう。そこで、ご飯がなくてもおいしくいただく方法を紹介します。

それは、納豆単品で食べるのではなく、1〜2品加えて、1つのおかずにすること。たとえば、よく混ぜて味つけした納豆に、長芋（拍子木切り）少量と刻み海苔をのせる。メカブや小口切りにしたオクラとあえる。これで立派なおかずになりますし、白いご飯がなくてもおいしくいただけます。

なお、付属のたれは使わないこと。異性果糖（果糖ぶどう糖液糖）や砂糖が含まれます。**味つけは醤油に抗糖化作用のある穀物酢を小さじ1杯加えましょう。米酢は糖質が高いので穀物酢を。**

また、フリーズドライになっていてスナック代わりに食べられるものもあります。

厚揚げで、とろ~りほっぺもとろけるピザトースト

「朝は洋食派」という人も多いと思います。「朝はトースト」と決めている人にとっては、糖質オフの実践はハードルが高く感じられるかもしれません。でも、大丈夫。マリー流糖質オフなら、ピザトーストが食べられます。でも、小麦粉を使ったパンは血糖値を急激に上げるため、糖質オフではNGの食品。そこで**食パンの代用に、厚揚げを使います**。

厚揚げを半分の厚さに切って、フライパンに油を引かずに中火でカリッとなるまで両面焼いて、いったんとり出します。次に、フライパンに油を引き、ベーコンを適量焼きます。厚揚げをフライパンに戻して、ベーコンと薄切りにしたピーマン、ミックスチーズをのせ、ふたをしたら弱火で待ちます。チーズが溶けたらできあがり。とろ~り溶けたチーズと、ベーコンの風味、ピーマンのほろ苦さが厚揚げにぴったりです。具材はお好みでサラミやソーセージなどをのせてもよいでしょう。厚揚げの代わりに油揚げでピザをつくることもできます。その場合は、トースターで焼き上げるとカリッと仕上がります。

この厚揚げピザ、2枚食べても糖質量はわずかの2・9グラム。しかも**厚揚げは、大豆食品のなかでもたんぱく質量も鉄も多く、糖質オフにぴったりの食材**なのです。

現状から1・5～2倍のたんぱく質をとろう

今、日本ではたんぱく質の摂取が不足している人が多く、戦後と同じレベルにあるとお話ししました。では実際に、どのくらい不足しているのでしょうか。

ほとんどの成人は、1日に男性で60～65グラム、女性で50グラムのたんぱく質を摂取しています。この量が戦後レベルです。生活習慣病の予防に必要なたんぱく質の量（左ページの上段の表）と見比べてみると、まったく足りていないことがわかります。

糖質オフを実践すると、これまで**主食などでお腹を満たしていたぶんを、たんぱく質の豊富な食品からとっていける**ようになります。

大切なのは、「これさえ食べていればよい」と1つにかたよることなく、さまざまな食品からたんぱく質を摂取すること。具体的には、大豆製品、魚介類、肉と3つをくみあわせて食べていくことです。「肉は健康に悪い」と肉ばかり控えるのではなく、大豆製品も魚介類も肉も重要なたんぱく質の供給源であると考えましょう。**今とっているたんぱく質量の1・5～2倍を目指していく**と、生活習慣を予防できるレベルに達すると思います。

ただし腎症の方は、主治医の指導にしたがってたんぱく質の摂取量を調整してください。

身体活動レベル別に見たたんぱく質の摂取目標量（g/日）
（生活習慣病予防に必要なたんぱく質量）

性	男性			女性		
身体活動レベル	Ⅰ	Ⅱ	Ⅲ	Ⅰ	Ⅱ	Ⅲ
18〜29（歳）	75〜115	86〜133	99〜153	57〜88	65〜100	75〜115
30〜49（歳）	75〜115	88〜135	99〜153	57〜88	67〜103	76〜118
50〜64（歳）	77〜110	91〜130	103〜148	58〜83	68〜98	79〜113
65〜74（歳）	77〜103	90〜120	103〜138	58〜78	69〜93	79〜105
75歳以上（歳）	68〜90	79〜105	―	53〜70	62〜83	―

身体活動レベルは、Ⅰがもっとも低く、Ⅱが通常レベル、Ⅲは体をよく使う人のレベルです。

日本人の食事摂取基準　2020

栄養成分表（たんぱく質源食品抜粋）

（100g中）	たんぱく質	脂質	炭水化物
うしもも　脂身つき　生	16.4	28.9	0.4
うしヒレ　赤肉　生	19.0	18.0	0.4
ぶたかた　脂身つき　生	18.5	14.6	0.2
ぶたばら　脂身つき　生	14.4	35.4	0.1
若鶏肉むね　皮つき　生	21.3	5.9	0.1
若鶏肉もも　皮つき　生	16.6	14.2	0.0
若鶏肉ささ身　生	23.0	0.8	0.0
まるあじ　生	22.1	5.6	0.2
かつお　春獲り　生	25.8	0.5	0.1
べにざけ　生	22.5	4.5	0.1
まさば　生	20.6	16.8	0.3
ぶり　成魚　生	21.4	17.6	0.3
鶏卵　全卵　生	12.3	10.3	0.3
蒸し大豆　黄大豆	16.6	9.6	13.8
木綿豆腐	6.6	4.2	1.6
絹ごし豆腐	4.9	3.0	2.0
油揚げ　生	23.4	34.4	0.4
糸引き納豆	16.5	10.0	12.1
おから　生	6.1	3.6	13.8
豆乳	3.6	2.0	3.1

魚は廃棄分を除いたg数　　日本食品標準成分表2020年版（八訂）より抜粋

ハンバーグにおからパウダーを使えば、血糖値も上がらない

食事からとったたんぱく質は、腸のなかで最終的に20種類のアミノ酸に分解されて、体内に吸収されます。そのうちの9種類は体内で合成できず、食事から必ず摂取しなければいけないため、「必須アミノ酸」と呼ばれます。肉や魚などの動物性たんぱく質には、必須アミノ酸がバランスよく含まれています。

ただ、毎日肉を食べることに慣れていない人は、「肉をしっかり食べましょう」といわれても、難しく感じると思います。ですが、挽き肉をこねて丸めたハンバーグならば、通常の肉よりやわらかく、食べやすいのでおすすめです。

ところが、ハンバーグは、つなぎにパン粉と牛乳を使います。つなぎは、形をくずさず、丸く成形するために必要ですが、パン粉は炭水化物、乳糖が含まれます。そのため、**ハンバーグは肉料理でありながら、血糖値が上がりやすい**のです。

そこで、**つなぎにおからパウダーを使うオリジナルレシピを紹介**しましょう。このハンバーグならば、血糖値が上がりにくく、安心して食べられます。おからパウダーは、揚げ衣などにも使えますから、ストックしておくと便利です。

●ハンバーグ大根おろしがけ

つなぎにおからパウダーを使うので、糖質量はオフ、たんぱく質量はアップ。消化促進してくれる大根おろしをたっぷりのせれば、おいしさも健康作用もぐんと高まります。

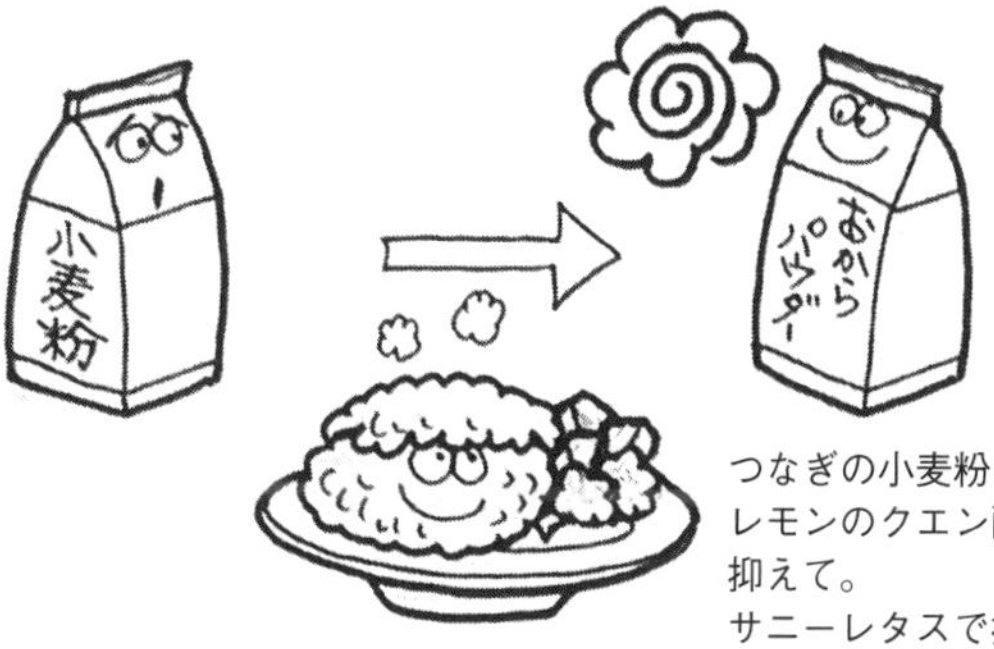

つなぎの小麦粉をおからパウダーに。
レモンのクエン酸で血糖値上昇を抑えて。
サニーレタスで抗糖化作用。

〈材料〉 1人分

合い挽き肉　100ｇ	塩・こしょう　少々
玉ねぎ　1/ 4個	おからパウダー　大さじ2
卵　1個	醤油　小さじ2
大根　5cm	糖質ゼロ酒　小さじ1
サニーレタス　5枚	マヨネーズ　適量
レモン　1/2個	オリーブオイル　大さじ1

〈つくり方〉

① 玉ねぎはみじん切りにして、大さじ1/2の油を引いたフライパンで黄金色になるまで炒めて冷ます。
② 合い挽き肉、卵、炒めた玉ねぎ、おからパウダー、塩とこしょう少々をボールに入れ、粘りが出るまでこねて小判型に丸め、フライパンに残りの油を引いて中火で両面に焼き色をつける。
③ 中火から弱火にして糖質ゼロ酒を振り入れ、フタをして蒸し焼きにする。水分がなくなってきたら肉に竹串をさす。肉汁が赤くなく、透明であることが確認できたら、しっかり火が通っているということなので、ハンバーグを皿に移す。
④ 大根おろしをハンバーグの上にたっぷりのせ、醤油をかける。レモンを添える。
⑤ サニーレタスは食べやすいサイズに切って盛りつけ、マヨネーズをかける。

糖質オフの実践に、おからを上手に活かそう

たんぱく質の摂取量を増やすためにも、おからは心強い味方になってくれます。生のおからのたんぱく質量は、100グラム中6・1グラム。これに対して、糖質は2・3グラムです。他にもおからには、マグネシウム、カルシウム、ビタミンB群などが含まれます。とくに豊富なのは、食物繊維。大豆から豆乳をしぼった残りであるおからには、食物繊維がたっぷり含まれます。その量は100グラム中11・5グラム。食物繊維が豊富な野菜の代表といえば、ごぼうがありますが、ごぼうの約2倍もあります。

おからに多い食物繊維は、不溶性のタイプです。**不溶性の食物繊維には、終末糖化産物であるＡＧＥｓを吸着し体外に排出させる可能性がある**ことが、同志社大学の八木雅之先生たちの最新の研究にて明らかにされています。つまり、抗糖化作用を期待できる、ということです。

ただ、前述のおからパウダーは、小麦粉の代わりに使うことができますが、生のおからというと、煮物以外に調理のしかたがわからない、という人も多いと思います。そこで「おからポテサラ風」という料理を紹介します。**糖質量の多いポテトサラダもおからでつくれば、糖質をセーブできるうえたんぱく質も摂取**でき、糖質オフに最高の洋風料理になります。

●ねっとりとした食感とマヨの風味が美味！ おからポテサラ風

「ポテサラ、食べたいなぁ」と無性に思うこと、ありますよね。そんなときには、おからでつくってみましょう。ねっとりした食感がおいしく、ヘルシー感もアップです。〈糖質 4.6g〉

おからがポテトに変身！
おいしく、血糖マネジメントしながらいただけます。

〈材料〉　２人分
おから 80g
きゅうり 1/2 本
玉ねぎ 1/4 個
ラディッシュ４個
ツナ 50g
コンソメスープ 100ml（市販の固形ブイヨンを１個使用）
マヨネーズ 大さじ２
塩　適量

〈つくり方〉
① きゅうりは薄めにスライスして軽く塩を振る。玉ねぎとラディッシュは薄切りにし、塩で軽くもみ、水にさらす。すべて水気を絞る。おからはからいりし、冷ます。
② ①のおからにコンソメスープを加え、①のきゅうり、玉ねぎ、ラディッシュ、ツナを加え、マヨネーズで和える。

肉料理のソースは、豪華にグルメに

糖質オフを実践しながら、血糖コントロールを上手に行い、合併症を防いでいくには、「長く続ける」ことが重要なポイントになります。

そのためには、**味つけがワンパターンにならないことも大切**。「肉料理を食べましょう」といわれても、いつも塩こしょうや醤油で味つけするだけでは飽きてしまいますね。

そこで、簡単に短時間でつくれて、しかも「おいしい！」と父も大好きなステーキソースを4つ紹介します。ステーキがゴージャスに本格的な味に仕上がります。「家でこんなにおいしいステーキが食べられるなら、外食しなくても十分だね」と父。牛肉、豚肉、鶏肉、ハンバーグなど、あらゆる肉料理にあいますので、ぜひお試しください。

なお、ここで紹介するステーキソースで使用する材料は、みな糖質の少ないものですが、シャリアピンソースで使う玉ねぎだけは、糖質量が100グラム当たり6・9グラムと多くなります。ただ、玉ねぎには血糖値を急上昇させにくい性質があり、しかも血液をサラサラにする成分も豊富に含まれますから、少量を使うぶんには大丈夫。**糖質オフでは砂糖やみりんは基本的に使いませんから、加熱した玉ねぎをあまみづけに上手に活用**していきましょう。

●簡単にできて、本格的な味に　4種のステーキソース

糖質オフを実践していても、おいしいソースがあれば、洋風、和風ともに本格的な肉料理を楽しめます。ホテルのレストランにも負けないおいしさです。

◎シャリアピンソース（ステーキ1枚分）〈糖質 6.9g〉

〈材料〉
玉ねぎ　100g
バター　10g
塩　少々

〈つくり方〉
フライパンにバターとみじん切りにした玉ねぎを入れて炒め、塩を振る。

◎大根おろしソース（ステーキ1枚分）〈糖質 3g〉

〈材料〉
醤油　小さじ1
穀物酢　小さじ1
にんにく（すりおろしまたはチューブ）少々
大根おろし　100g（2cmほど）

〈つくり方〉
大根はおろして、醤油と酢とにんにくをあわせる。

◎わさびソース（ステーキ1枚分）〈糖質 3g〉

〈材料〉
赤ワイン　大さじ2（30cc）
わさび　小さじ1
醤油　小さじ1
ラカント　大さじ1

〈つくり方〉

赤ワインと醤油、ラカントを混ぜあわせ、フライパンで加熱する。とろみが出てきたら、わさびを入れてさっと混ぜあわせ、火から下ろす。

◎マッシュルームソース（ステーキ1枚分）〈糖質 3g〉

〈材料〉
オリーブオイル　大さじ1
マッシュルーム　3個
にんにく（すりおろしまたはチューブ）　少々
ブランデー　大さじ2
生クリーム　大さじ4
粒マスタード　小さじ1

① オリーブオイルをフライパンに引き、スライスしたマッシュルームを色が変わるまで炒める。
② ①に、にんにくとブランデーを入れてアルコールを飛ばす。
③ ②に、生クリームと粒マスタードを入れて弱火で2分ほど加熱する。

※わさびソースの赤ワインと、マッシュルームソースのブランデーは、糖質ゼロの日本酒で代用してもおいしくつくれます。

カリフラワーはアメリカで人気の健康野菜

ステーキなどの肉料理には、つけあわせがあると皿が華やいで食欲をそそります。ところが、つけあわせに使う定番野菜は、じゃがいもやニンジン、コーンなど糖質が多く、糖質オフの実践中は控えたい野菜たちです（「控えたほうがよい野菜」は後述しますね）。

では、どのような野菜が最適でしょうか。ブロッコリーやアスパラガス、クレソン、ミニトマト、パプリカ、ピーマン、ズッキーニ、オクラ、かぶ、きのこ類などです。

また、カリフラワーもおすすめです。**カリフラワーは、アメリカで健康を気遣う人たちの間で人気の野菜**です。１００グラム当たりの糖質量は２・３グラムと少なく、ビタミンＣも豊富。カリフラワーに含まれるビタミンＣは加熱による損失が少ないのが特徴です。また、脂質の代謝をうながすビタミンＢ２も多いので、肉料理のつけあわせに最適なのです。

そこで、つけあわせにピッタリの「カリフラワーマッシュ」のレシピを紹介します。**バターをたっぷり使いますのでこくがあり、肉料理のうま味を引き立ててくれます**。

また、カリフラワーはお米の代用にもできます。フードプロセッサーで米粒状になるまで攪《かく》拌《はん》して電子レンジで加熱するだけ。たんぱくな味で、洋風料理との相性もバッチリです。

●自然なあま味とバターのこくに癒される カリフラワーマッシュ

アメリカで人気のカリフラワーを使ったつくり置き料理。肉料理のつけあわせにしたり、マッシュポテト風にしたり、使い方は自由自在です。〈糖質 7.5g〉

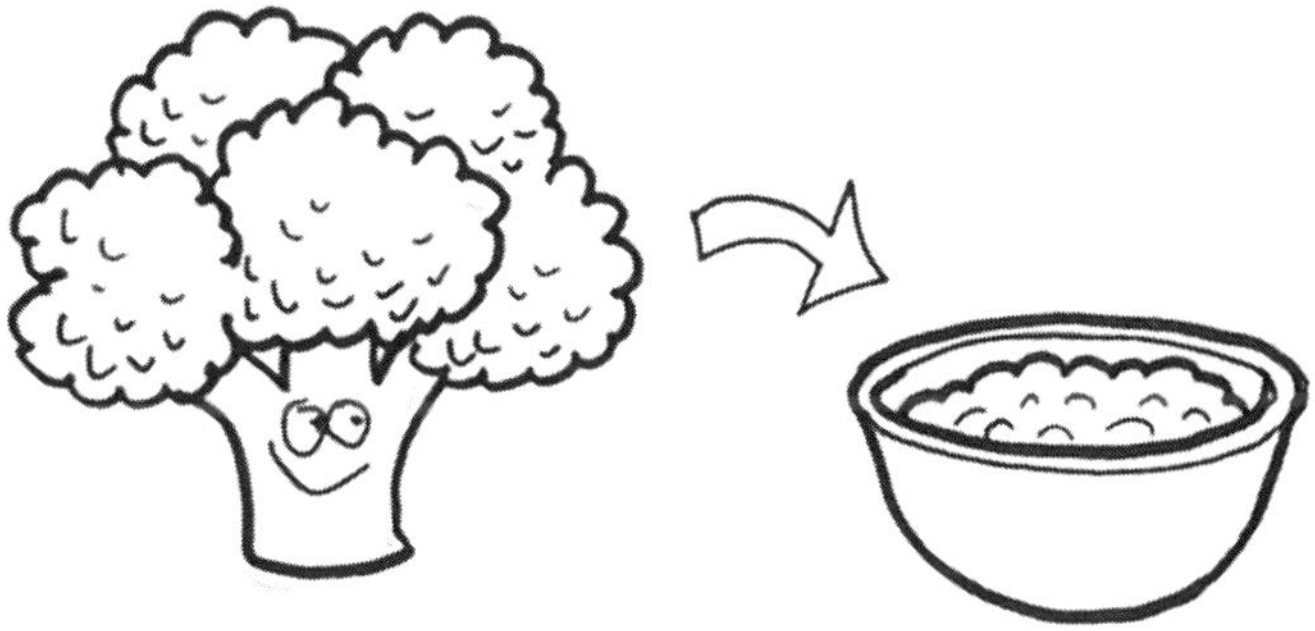

カリフラワーは白いご飯としても代用されますが
ここではマッシュドポテトのように。
ジャガイモ好きなあなたに。

〈材料〉 4～5回分／1回につき、2～4人分
カリフラワー1個
バター大さじ1
クリームチーズ 50g
粉チーズ 大さじ4

〈つくり方〉
① 上記、材料を用意する。
② カリフラワーは小わけしてゆで、やわらかくなったらザルにあげる。
③ ②のカリフラワーとバター、クリームチーズ、粉チーズを、フードプロセッサーでマッシュポテト状になるまで撹拌する。保存の目安は、冷蔵庫で2～3日。

〈アレンジ〉カリフラワーマッシュに、ベーコン（カリカリに炒めて細かく砕く）とチェダーチーズ（すりおろす）、オリーブオイルをかけてみてください。これだけでご馳走料理に変身します。

卵は1日2個以上食べても大丈夫

卵は1個（50グラム）の糖質量が0・2グラムと少ない優良食品。栄養面から見ても大変に優秀で、ビタミンC以外の体に必要な栄養素がすべて含まれていて、「完全栄養食」とも呼ばれています。

ちなみに、卵1個のたんぱく質の量は6・2グラムです。糖質オフの実践では、**卵も大切な栄養源としてとり入れて**いきましょう。

ところが、卵のコレステロール値を気にして摂取を控えている人がいます。コレステロールのなかでも「悪玉」と呼ばれる「LDLコレステロール」は、長い間、動脈硬化の原因物質で、心筋梗塞や脳梗塞を招くと危険視されてきました。

しかし実際には、ホルモンや胆汁酸の材料になるほか、細胞膜の構成成分になるなど、体に欠かせない栄養素です。しかも、体内のコレステロールのうち、食べものからの摂取量は約3割にすぎません。残りの7割は体内で合成されています。

そのため、2015年に日本動脈硬化学会は「コレステロール値は食事で変わらない」ことを発表。以来、**卵は1日2個以上食べてもよいというのが健康の新常識**になっています。

●食卓に鮮やかな彩りを ふんわり卵の野菜炒め

卵は、たんぱく質もビタミン・ミネラルも豊富な栄養の宝庫。通常よりも少し多い油を使って、卵をふんわり加熱するのがポイントです。〈糖質 12.3g〉

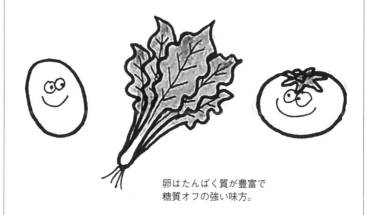

卵はたんぱく質が豊富で
糖質オフの強い味方。

〈材料〉　1人分
トマト　1個
ほんれん草　半束
卵　1個
塩、こしょう　少々
オリーブオイル　小さじ3

〈つくり方〉
① トマトとほうれん草はざく切りにする。
② 卵は溶いて塩、こしょう少々を混ぜる。
③ フライパンに小さじ1の油を引き、ほうれん草とトマトを塩少々で炒め、いったんとり出す。
④ フライパンに小さじ2の油を引き、②の溶き卵を流し入れ、菜箸で周りから大きくふんわりとなるように混ぜて半熟の状態になったら、③のほうれん草とトマトをあわせて仕上げる。

実は牛乳、ヨーグルトは乳糖が含まれるので糖質は比較的多い

卵料理のおいしさは、いかにふんわり焼くかがカギ。そのために、卵液に牛乳を混ぜて焼くことが多いのですが、糖質をオフにしたいときには、牛乳は控えるのがベター。牛乳は100グラム（コップ半分）に糖質が4・8グラムも含まれます。

おすすめは、**糖質が少ないミックスチーズや無調整豆乳を卵液に混ぜ、オリーブオイルを多めに使って焼いていくこと**。そうすることで、牛乳を使ったときのように仕上がります。塩気の少ないモッツァレラチーズを使えば、塩分摂取量も減らせます。

「腸活のため」とヨーグルトを毎日食べている人もいます。でも、**ヨーグルトも食べすぎると糖質の摂取量が多く**なります。無糖タイプにも100グラム中4・9グラムの糖質が含まれます。そこでおすすめしたいのが、豆乳ヨーグルト。市販のものもありますし、自分でつくることもできます。市販の豆乳ヨーグルト大さじ2杯を熱湯消毒乾燥させた容器に入れ、無調整豆乳（500g）を少しずつ加え、泡だて器でよく混ぜます。そのまま室温に置いておくと、夏なら半日、冬は1日でヨーグルトができあがります。

乳製品のなかでもチーズは糖質が少ない

乳製品のなかでもチーズは糖質量が少なく、たんぱく質量の多い食品です。

私の父は、アメリカでの暮らしが長かったためかチーズが好きで、たびたび食べます。父が好んで食べるのは、**ゴーダチーズやチェダーチーズなどのナチュラルチーズ**。これらは、同志社大学の八木先生の研究にて、抗糖化作用の高い食品と示されています。

ゴーダチーズは、100グラム中の糖質量は1・4グラム、たんぱく質量は25・8グラム。チェダーチーズは、糖質量1・4グラム、たんぱく質量25・7グラム。

安心して食べられる糖質量でありながら、たんぱく質の量は優秀です。ただし、カロリー値は高く、塩分量も多いので、食べすぎには注意しましょう。

休日の夕食、ちょっと豪華に楽しみたいときには、チーズフォンデュはいかがでしょう。無調整豆乳、ミックスチーズ、塩、こしょうを火にかけてとろりとしたら、チーズの準備はOK。あとは、糖化抑制作用があるといわれているセロリ、ブロッコリーやカリフラワー、ズッキーニ、海老、一口サイズの鶏肉などをゆでて添えれば、糖質オフのパーティ料理ができあがります。

週1回以上海産物を食べると、心疾患のリスクが下がる

海に囲まれた日本には、さまざまな旬の魚を食べる文化があります。

魚はたんぱく質が豊富な一方、100グラム中の糖質量は1グラム以下がほとんど。糖質量が多いものでも、5グラム以下なので許容範囲です。**糖尿病の予防改善のためにも、健康長寿のためにも、魚はどんどん食べてほしい食材**です。

魚の栄養価がもっとも高く、おいしいのは旬のもの。とくに冬は魚のおいしい季節といわれますが、それは冬になると海水温が下がる一方で、春に産卵を迎える魚が多く、冬の間に栄養分と脂肪分をしっかり蓄えるからです。

とはいえ、日本では季節ごとにおいしい旬の魚がたくさん流通します。魚からは、骨を丈夫に保つビタミンD、エネルギー代謝にかかわるビタミンB群、そしてカルシウム、マグネシウム、鉄などのミネラルを摂取することができます。

ただ、まぐろなどの比較的大きな魚は、メチル水銀などの重金属が多く含まれるといわれています。**まぐろは1週間に1回以内にし、あじやいわしなど小さめの魚を中心に食べていくと**よいと思います。

調味料さえ気をつければ、照り焼きだって食べられる

魚は、刺し身、焼き魚、煮魚、照り焼きなど、さまざまな食べ方があります。

刺し身や焼き魚であれば、醤油でおいしく食べられるため、糖質を気にする必要はありません。一方、煮魚や照り焼きになると、一般的なつくり方では、砂糖やみりんを使うために糖質が高くなってしまいます。

でも、**煮魚も照り焼きも、マリー流糖質オフならば安心して食べられます**。使うのは、糖質ゼロ酒と血糖値の上昇を抑える甘味料。どちらも糖質オフの調理では重宝するので、ストックしておきましょう。糖質ゼロ酒はパック入りのものが多く、スーパーで購入できます。甘味料については、のちほどお話しします。

とても簡単にできますので、ぶりの照り焼きをつくってみましょう。

まず、ぶりに塩を少々振って、少し置きます。油を引いたフライパンを加熱し、ぶりを両面焼き色がつくまで加熱します。中火にしたら、ぶり1切れにつき糖質ゼロ酒（大さじ1）を振り入れ、あらかじめあわせておいた糖質オフの甘味料（小さじ1）と醤油（小さじ1）をぶり全体にからめたらできあがり。おいしいですよ。

糖質ゼロ酒で広がる魚料理のレパートリー

魚を食べる頻度を上げるためには、調理が簡単であることも重要。私はよく蒸し煮をつくります。蒸し器がある方は蒸し器でもよいのですが、フライパンさえあれば、アルミ蒸しにできます。

フライパンの上にアルミホイルを広げ、そのうえに魚の切り身、きのこやミニトマトなどの具材を置き、糖質ゼロ酒を振ります。味つけは塩こしょうが基本。そこに醤油を振れば和風に、ハーブやバターをのせれば洋風になります。調味料を入れたらアルミの口を閉じて、フライパンにフタをして、弱火で5分ほど加熱。アルミホイルで包むことで、熱が外に逃げ出さず、魚の身がふっくらとやわらかくしあがります。

糖質ゼロ酒は、魚介の調理にとても役立ちます。魚に下味をつけるときに加えれば臭みとりになります。蒸し煮や酒蒸し、照り焼きに使えば味にコクを出せますし、うま味も増します。あさりの酒蒸しなども、糖質ゼロ酒を使えば血糖値を上げない料理になります。

なお、貝類は魚と比べると少し糖質が多くなります。また、**市販の佃煮や味つけしてある魚介の缶詰などは、ほとんどが砂糖を使っているので注意**しましょう。

ちくわやはんぺんには糖質が含まれる

日本には、多くの練り物があります。練り物は、ご存じのとおり、すりつぶした魚肉でつくる水産加工品です。風味も豊かでおいしく、簡単な調理で食べられるメリットがあります。和食には欠かせない食品です。

ただ、**糖質が若干多く**含まれています。たとえば、100グラム中の糖質量は

◎かまぼこ　9・7g　◎ちくわ　13・5g
◎なると　11・6g　◎はんぺん　11・4g
◎さつま揚げ　13・9g　◎魚肉ソーセージ　12・6g

これだけの糖質が含まれます。ですから、1回に食べる量は少しにしましょう。

たとえば、かまぼこ厚切り1枚（約20グラム）は糖質が約1・9グラム、ちくわ1本（約20グラム）ならば糖質は約2・7グラムです。

とくにお正月は、おせちで練り物を食べる機会も多くなります。お正月の伊達巻をつくる際に、はんぺんを使用する方がいらっしゃいます。**はんぺんは糖質が高いので、伊達巻を手づくりする際には、魚のすり身を使いましょう。**

血管の健康には刺し身がいちばん

魚でとくに注目したい栄養素は、オメガ3系脂肪酸です。青魚は、EPA（エイコサペンタエン酸）とDHA（ドコサヘキサエン酸）というオメガ3系脂肪酸が豊富です。EPAは中性脂肪低下作用が報告されていて、医薬品としても利用されています。DHAは認知機能改善効果が報告されているほか、オメガ3系脂肪酸のなかで唯一脳にとり込まれ、脳の活性化に働くとされています。

また、すべての**オメガ3系脂肪酸には、血管を拡張させて、血液の流れをスムーズにする**作用があります。血液中の中性脂肪を減らし、血栓の発生を防ぐ効果もあります。しかも、炎症を抑える抗炎症作用もあります。そのため、心疾患や高血圧、脂質異常症、アレルギー性疾患、がんなどの予防と改善によい栄養素なのです。

糖尿病は血管が劣化する病気ですが、**血管の健康増進のためにもオメガ3系脂肪酸は積極的にとっていきましょう**。ただ、オメガ3系脂肪酸は酸化しやすく、加熱に弱い性質があります。EPAやDHAをとりたいときには、魚は刺し身で食べましょう。ただし、くり返しになりますが、メチル水銀を多く含むとされるマグロは、週1回以内に抑えることです。

脂質も体には重要な栄養素。油抜きはしない

脂質はエネルギー源になるため、糖質オフの実践中は適度にとっていくことが重要です。

血液中には、脂肪酸、中性脂肪、コレステロール、リン脂質の4つの脂肪酸があります。このうちの脂肪酸が、エネルギー源として直接使われます。また、血圧、血液凝固、免疫機能などさまざまな調節機能にかかわる生理活性物質の材料になったり、細胞膜を構成する成分になったりします。ですから、**「脂質は太るからとらない」と油抜きを行ってしまうと、活力が失われ、免疫力も弱って病気になりやすく**なってしまいます。

脂肪酸は、飽和脂肪酸と不飽和脂肪酸にわけられます。飽和脂肪酸は常温で個体のものが多く、肉類やココナッツオイルに多く含まれます。不飽和脂肪酸は常温で液体のものが多く、植物油や魚類の油に豊富です。脂質の摂取バランスは、飽和脂肪酸（肉類の脂肪）1に対して、不飽和脂肪酸（植物油、魚類の油）2の割合が理想とされます。

ただし、マーガリンやショートニングなどに含まれる、人工的に作られるトランス脂肪酸は体に入ると過酸化脂質に代わり、害を与えるため避けましょう。**マーガリンではなく、バターを**。ショートニングはパンや焼き菓子の製造に使われていて、食べないのがよい選択です。

サラダ油はなるべく使わない

飽和脂肪酸は肉類を食べることで十分に摂取できます。

私たちが摂取のしかたを意識したいのは、不飽和脂肪酸です。

不飽和脂肪酸は、脂肪酸の結合のしかたから、多価不飽和脂肪酸と一価不飽和脂肪酸にわかれます。

このうち多価不飽和脂肪酸は、人の体内では合成できず、食べものから必ずとらなければいけないとして、「必須脂肪酸」とも呼ばれています。

多価不飽和脂肪酸には、前述のオメガ3系脂肪酸とオメガ6系脂肪酸があります。

オメガ6系脂肪酸も人体にとって必要な栄養素です。しかし、この脂肪酸はほとんどの食品に含まれています。サラダ油など日常的に使われる植物油にも豊富ですし、多くの加工食品にも含まれます。そのため、現代人は摂取過多の状態にあります。

オメガ6脂肪酸のとりすぎは、炎症を過剰にします。病気やケガの際に症状が強く現れてしまうのです。この摂取過多を正すには、**サラダ油やひまわり油、大豆油、コーン油などオメガ6系脂肪酸の多い油を使いすぎない**ことが重要です。

葉野菜やアブラナ科の野菜には優れた脂肪酸が豊富

オメガ3系脂肪酸とオメガ6系脂肪酸は、摂取のバランスが重要とされています。理想は、1対4の割合です。オメガ6系脂肪酸はほとんどの食品にあるのですが、オメガ3系脂肪酸は含まれる食品が限られています。具体的には、青魚のほか、亜麻仁油やえごま油などの植物油です。また、**サラダ菜や春菊、小松菜、ほうれん草、大根（葉、根）、つまみ菜などの葉野菜や、ブロッコリー、カリフラワーなどのアブラナ科の野菜**です。

このようにオメガ3系脂肪酸は含まれる食品が限られているため、意識してとらないと、とたんに摂取量が不足します。すると、必須脂肪酸の摂取バランスが崩れ、炎症が強く現れる体質になってしまいます。

ですから、必須脂肪酸の摂取バランスを保つためには、まずはオメガ6系脂肪酸の植物油の使用を控えること。一方で、**青魚や葉野菜やアブラナ科の野菜をしっかり食べる**ことです。

そのうえで、オメガ3系の亜麻仁油やえごま油をとるとよいと思います。オメガ3系の油は酸化しやすいため加熱調理には向きませんが、サラダや冷や奴、納豆、おひたしなどにかけるとおいしくいただけます。

糖質オフではMCTオイルが心強い支えに

加熱調理に使う油は、オリーブオイルがおすすめです。オリーブオイルの主な栄養素は、一価不飽和脂肪酸のオメガ9系脂肪酸です。この脂肪酸は必要に応じて人の体内で合成できる成分。そのため外から摂取しても、必須脂肪酸の摂取バランスに影響を与えません。しかも、ポリフェノールが豊富で抗糖化作用も期待できます。サラダなどのドレッシングをつくる際には、オリーブから1番絞りで抽出されるエキストラバージンオイルが向いています。

もう1つ、おすすめしたいのがMCTオイル（中鎖脂肪酸油）です。脂肪酸は、炭素が鎖のようにつながった形をしていて、短鎖、中鎖、長鎖と分類されます。ほとんどの植物油は長鎖脂肪酸ですが、ココナッツオイルは中鎖脂肪酸です。中鎖脂肪酸は長鎖脂肪酸より肝臓ですばやく分解され、短時間でエネルギーになるので、糖質オフの際のエネルギー補給に最適です。

MCTオイルとは、ココナッツオイルなどから中鎖脂肪酸だけを抽出した油のこと。この油も加熱には不向きですから、サラダにかけたり、飲み物に混ぜたりしてとりましょう（ちなみに、短鎖脂肪酸は腸内でつくられる脂肪酸のことです）。炭水化物を控えるぶん、脂質の摂取が必要とお話しました。エネルギー不足にならないように、油の摂取を心がけましょう。

糖質オフでは「野菜を主食と考える」が鉄則

糖質オフを実践する目標は、糖尿病の改善。そのためには、「野菜をたくさん食べる」が鉄則です。厚生労働省が定める1日の野菜の摂取量は350グラム。これは手のひらいっぱいに野菜を盛った量です。糖質オフを実践している人は、その2倍は食べるのが理想です。父は、サラダだけでも1日500グラムの野菜を食べます。それ以外にも野菜を食べますので、700グラムは軽く摂取しています。前述した通り、野菜には炭水化物もある程度含まれています。主食をとらないぶん、**野菜を主食と考えて食べる**、という認識がよいかと思います。

野菜をたくさん食べれば、大腸がんの予防にもなります。とくに糖質オフの実践中は、肉の摂取量が増えがちです。肉は腸内の悪玉菌のエサになりやすく、悪玉菌優勢の腸は便秘を招きます。この状態がエスカレートすると大腸がんの原因にもなってきます。

一方、野菜は腸内環境を整えて、便秘の解消に役立ちます。**野菜に含まれる水溶性の食物繊維は善玉菌のエサに**もなります。そのため、野菜を多くとっていると、善玉菌が優位の腸内環境が築かれます。その状態で肉を食べれば、悪玉菌が過剰に増えるのを防げます。なお、便秘解消には水分の摂取も重要。糖質を気にしなくてよい水やお茶などで水分補給をしましょう。

野菜は最初に食べる習慣を！

野菜は食べる順番も大切です。**野菜は食事の最初にたっぷりとる**ことを習慣にしましょう。

水溶性の食物繊維は粘着性があって、胃腸内をゆっくり移動します。そのため、野菜を食事の前半に食べると、糖質の吸収がゆるやかになって、血糖値スパイクが起こるのを防いでくれます。水溶性の食物繊維を多く含む食品は、葉野菜、海藻類、きのこ類、アボカド、こんにゃくなど。オクラやモロヘイヤ、長芋、山芋、納豆などネバネバする食品にも多く含まれていま す。一方、食物繊維は水に溶けない不溶性のタイプもあります。こちらは、腸の動きをよくして排便力を高めてくれます。加えて、ＡＧＥｓ（終末糖化産物）の排出も促してくれる可能性も前述しました。不溶性食物繊維は、野菜全般と豆類に豊富です。

私の父も、サラダは自分でつくり、たっぷり食べます。レタスは水分ばかりで栄養が少ないともいわれますが、βカロテンやビタミンC、カリウム、カルシウム、食物繊維など健康に大切な栄養素がバランスよく含まれています。とくに、**葉先の紫色がきれいなサニーレタスは、玉レタスの2〜3倍の栄養素が含まれ、βカロテンは玉レタスの約8倍。抗糖化作用にも優れます。**同じく抗糖化作用のあるサラダ菜も栄養素が豊富で、とくに鉄が多く含まれています。

●父が毎日食べる、おすすめ抗糖化サラダ

糖質オフの実践中は、野菜を主食と思ってもりもり食べましょう。彩り豊かなサラダをたっぷり食べれば、ご飯やパンを食べることも忘れます。〈糖質 6.5g〉

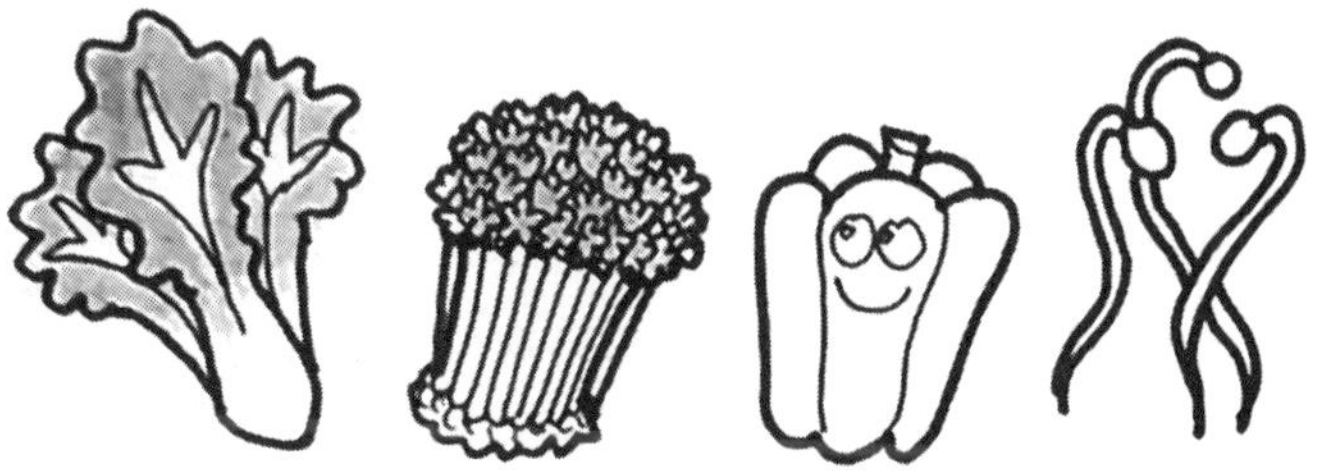

ベジタブルファーストで血糖値の上昇をゆるやかに。
野菜が持つポリフェノールで抗糖化作用。

〈材料〉 1人分

サニーレタス 10枚
かいわれ大根 50g
パプリカ（赤 35 g・黄 35 g）
大豆もやし 100 g
ブロッコリー 5房
きゅうり 25 g（1/ 4本）
イタリアンパセリやパクチーなどのハーブ 適量

〈つくり方〉

① 野菜をきれいに洗う。
② サニーレタスは食べやすい大きさにちぎる。
③ もやしとブロッコリーはゆでる。
④ パプリカ、キュウリをスライスする。
⑤ 皿に②、③、④を盛りつけ、かいわれ大根とハーブをのせる。
⑥ ドレッシングをたっぷりかければ完成。

※サラダづくりのポイントは、５種類以上の野菜を使うこと。
※父のサラダに使う野菜は、その時々で変わります。サニーレタスやリーフレタス、サラダ菜はたっぷりと使います。他は、栄養価の高いブロッコリー、かいわれ大根やもやしなどのスプラウト、彩りにパプリカやトマト、紫玉ねぎ、そして母が庭で育てている旬の野菜（小松菜、春菊、きゅうりなど）とハーブ（イタリアンパセリ、パクチー、バジル、しそ、ミツバなど）もプラス。
※父は、それらの野菜を業務用で使う大きなボールで洗って３回分ほどサラダをつくり、冷蔵庫にストックしています。
※野菜にはポリフェノールが豊富に含まれており、長い目で見て抗糖化作用が期待できます。糖尿病の合併症を防ぐためにも、野菜を積極的に食べましょう。

サラダには手づくりドレッシングをたっぷりと

サラダにはドレッシングをたっぷりかけましょう。ドレッシングには、酢と油がたっぷり含まれます。この2つも血糖値の上昇をゆるやかにする作用があります。ですから、**たっぷりの野菜にドレッシングをかけて、食事の最初に食べるという方法は、糖尿病の改善として理にかなった食べ方**なのです。

ただし、市販のドレッシングは、残念ながら砂糖や異性果糖が多く含まれます。そのため、市販のドレッシングを食事の最初にとってしまうと、逆効果にも。そこで、**ドレッシングは手づくりを基本**としましょう。私の父も、ドレッシングも毎回手づくりしています。そのくらい簡単につくれるレシピを左ページで紹介します。

また、「マヨネーズは体に悪い」と控えている人も多いでしょう。**マヨネーズの主成分は主に卵、油、酢、塩で、糖質オフの食材**。ただ、市販のマヨネーズはオメガ6系脂肪酸が豊富な植物油を使っていますから、使いすぎには注意しましょう。マヨネーズを使えば野菜をたっぷり食べられるというならば、おいしさを重視するのも大切なこと。マヨネーズは、調理に上手に活用していくとよいと思います。なお、酢は米酢ではなく糖質が少ない穀物酢にしましょう。

●手づくりで安全安心！　しかもおいしい！ ドレッシング＆マヨネーズ

市販のドレッシングには糖質が多く含まれます。でも、ドレッシングは手づくりすれば、糖質をカットできます。たっぷりかけて糖尿病の改善に役立てましょう。

◎基本のドレッシング〈糖質：穀物酢の場合 1.2g　レモン汁の場合 3.9g〉

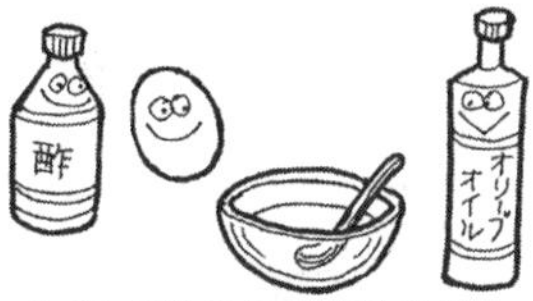

レモンや酢のクエン酸と油は
血糖値の上昇を抑えます。

〈材料〉
穀物酢またはレモン汁　大さじ3（50cc）
エキストラバージンオリーブオイル　大さじ7（100cc）
ラカント　小さじ1
塩　小さじ1/2　　こしょう　お好み

〈つくり方〉
材料をしっかりとよく混ぜあわせる。

※〈基本のドレッシング〉に、マヨネーズや粉チーズ、粒マスタード、ヨーグルト、アンチョビペーストなどをプラスして、好みの味にアレンジしましょう。

◎胡麻ドレッシング〈糖質 1.6g〉

〈材料〉
ヨーグルト　大さじ1
穀物酢　小さじ1
胡麻ペースト　大さじ1
ラカント　小さじ1
無調整豆乳　大さじ1

〈つくり方〉
材料をしっかりとよく混ぜあわせる。

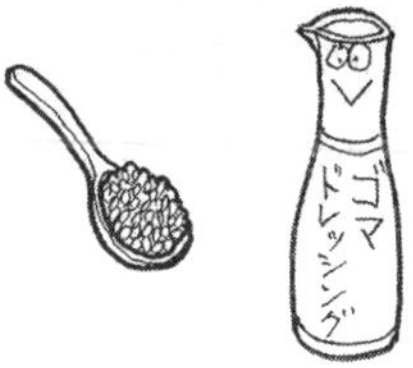

◎手づくりマヨネーズのレシピ〈糖質 0.65g〉

マヨネーズは血糖値をあげません。
MCT オイルでマヨネーズを手づくりしましょう。
MCT オイルは素早くエネルギーとして代謝されるので安心です。

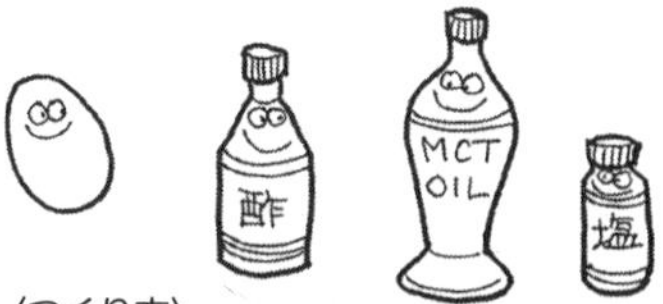

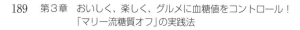

〈材料〉
卵黄　2個
塩　小さじ1/ 4　　穀物酢　小さじ1/2
MCT オイル（エキストラバージンオリーブオイルでも◎）　1カップ

〈つくり方〉
① ボールに卵黄、塩、穀物酢を入れ、泡立て器でもったりとするまで混ぜる。
② ①に油を少しずつ加えながら、白っぽくクリーム状になるまで混ぜあわせる。

※手づくりのドレッシングやマヨネーズは、防腐剤や酸化防止剤を含まないぶん、傷みやすいため、なるべく早く使い切りましょう。

あまりがちな野菜は酢漬けやレモン漬けに

ふだんサラダを食べる習慣のない人も、「食べたほうがいいのかな」と思ったことでしょう。ただ、「たっぷり食べるのは難しい」と感じた人も多いと思います。

そんなときには浅漬けと酢漬けを食べましょう。浅漬けは、野菜を適当な大きさに切ったら塩をさっと振ってしばらくおいて、水分が出てきたら完成。酢漬けは浅漬けに酢をかけていただく食べ方です。野菜の水分が抜けるぶん、量が減って食べやすくなります。

糖質オフに欠かせないのがたっぷりの野菜。でも、一度にたくさん購入すると食べきれずに傷んでしまうことも。そんなあまりがちな野菜も漬けておけば、冷蔵庫で数日は保存できます。

なお、抗糖化作用を高めるためには、浅漬けより酢漬けをおすすめします。**クエン酸には抗糖化作用があり、合併症から体を守ってくれる効果を期待できます**。いつも酢漬けでは飽きてしまうときには、レモン、柚子、梅干しなどで味に変化をつけるとよいと思います。

糖質オフでは、料理で砂糖を使わないぶん、味つけが塩味にかたよりやすくなります。ただ、野菜には、塩分（ナトリウム）の排出をうながすカリウムが豊富。**野菜をしっかり食べることは、高血圧予防にも役立つ**のです。

旬の野菜には、健康長寿によい栄養素がたっぷり

日本は、独自の食文化を持ち、健康によい食材を毎日の料理に多く使います。その最大の食材が旬の野菜です。**旬の野菜には、抗糖化作用や抗酸化作用に優れたポリフェノールの含有量も多くなります**。とくに注目したいのは、和食で昔から使われてきた野菜たち。健康長寿に必要な栄養素が豊富に含まれます。

たとえば、春ならばたけのこ。**たけのこはカリウムの含有量が多く、現代人に不足しがちなマグネシウムや亜鉛も含みます**。生のたけのこは100グラム中3・6グラムのたんぱく質もあり、たんぱく質の摂取源にもなります。また、幸せや楽しさを感じるために必要なホルモン「ドーパミン」の合成に必要なチロシンというアミノ酸も含まれます。春には、たけのこ料理をぜひ堪能しましょう。

さらに、海藻のひじきに似ていることからその名がついた「おかひじき」も春が旬の野菜。おかひじきは、緑黄色野菜のなかでも群を抜いてβカロテンが豊富です。おひたしや和えものにする場合にはゆですぎないように注意して、歯ごたえと色味を生かすとよいでしょう。また、水菜も春が旬。βカロテン、ビタミンCの他、鉄やカルシウムも多く含みます。

夏にはゴーヤやモロヘイヤを食べ、体調を整えよう

夏野菜の代表といえば、にがうり（ゴーヤ）でしょう。夏にはゴーヤをたくさん食べたいものです。ゴーヤはとくにビタミンCが豊富。100グラム中に76ミリグラムもあります。しかもゴーヤのビタミンCは加熱調理をしてもほとんど減らないのが特徴です。また、苦み成分であるククルビタシンには、**血糖にも血圧にも良い成分であるといわれています**。糖尿病や高血圧の人にはとくにおすすめの野菜です。

夏に旬を迎えるオクラは、βカロテンやカルシウムをバランスよく含みます。独特のねばねばの正体は、ペクチンとムチンという水溶性食物繊維。ペクチンは、血糖コントロールに良く、ムチンは胃の粘膜を保護し、腸内環境を整えるのによいです。

つるむらさきも栄養の宝庫。カルシウムはほうれん草の3倍も含有。鉄や亜鉛も多いのが特徴です。スーパーで見かけたらぜひ買って、おひたしや和えものにしましょう。

モロヘイヤは、野菜のなかでも群を抜いて栄養価の高さを誇り、夏バテ予防に効果的です。カルシウムはほうれん草の5倍以上、βカロテンなどのビタミン、ミネラルのほか、ムチンも豊富に含んでいます。しかも、抗糖化作用もあります。

一年中食べられる小松菜ときのこは食卓の定番に

小松菜は春と秋が旬の葉野菜です。とくにカルシウムの含有量が多く、ほうれん草の3倍も。鉄や亜鉛、βカロテン、ビタミンCも豊富です。小松菜は旬の時期以外にも出回っていて、一年中手に入ります。あくが少ないので調理しやすいメリットも。サッとゆでで和えものしてもおいしいですし、煮びたしや味噌汁の具材にも最適です。

さらに、秋が旬の食材といえばきのこ。自生するきのこの多くは秋に旬を迎えます。ただ現在は、工場で生産されたきのこを一年中安価に購入できますね。

乾燥させたしいたけやきくらげは、たんぱく質、ビタミンD、食物繊維、カルシウムが豊富です。

また、きのこの細胞壁には、食物繊維の一種であるβグルカンが含まれます。βグルカンには、過剰な免疫反応を抑制し、必要な免疫機能を促進する作用があるとされます。まいたけやぶなしめじ、えりんぎなどにとくに多く含まれます。海外では、まいたけのサプリメントが免疫力維持のために飲まれています。そうした**健康作用に優れたきのこを、日本では年中豊富に食べることができる**のです。

冬はせり、春菊、大根葉で免疫力を強化

冬には免疫を強化するのに役立つ多くの野菜が旬になります。

その一つがせり。日本では昔からよく食べられてきた野菜です。春の七草の一つで、1月から多く出回ります。せりは、カリウムがとくに豊富で、塩分排出にも優れています。βカロテン、ビタミンC、鉄、葉酸も豊富です。あくが強いのでしっかりゆでてあく抜きをして、おひたしや和えものにしましょう。

春菊は、抗糖化のためにも良い野菜です。βカロテン、ビタミンC、カルシウム、鉄、葉酸もたっぷり含まれます。春菊の独特の香りは、αピネンという成分によるもの。リラックスや安眠を促してくれます。

さらに冬といえば大根。大根も現在は年中出回っていますが、旬は11月から2月。大根は葉がついたものを買ってきましょう。大根の葉には、根の部分には存在しないβカロテンがとても多く含まれます。

しかも、葉のカルシウム量は根の10倍。鉄、ビタミンC、ビタミンK、葉酸も豊富です。**捨てずに調理して食べる**ことをおすすめします。

●ビタミン・ミネラルにはどんな働きがある？

さまざまな野菜を食べていると、多くのビタミン・ミネラルをバランスよく摂取できます。ビタミン・ミネラルは糖尿病の改善のためにも大切な栄養素です。

〈ビタミン〉主に3大栄養素がスムーズに働く手助けをする

ビタミンC（水溶性）	血管の保護、免疫力の維持、抗酸化作用、生活習慣病予防
イチゴ、レモン、レタス類、カリフラワー、水菜、ゴーヤ、小松菜、せり、大根〈葉・根〉	
ビタミンB群（水溶性）	エネルギー代謝を潤滑にして、エネルギーの産生量を増やす
卵、ごま、レバー、大豆食品、魚介類、緑黄色野菜、アボカド、焼きのり	
ビタミンA（脂溶性）	皮膚や髪、爪などの細胞をつくる、目の健康を守る、粘膜の材料になる。βカロテンは体内でビタミンAに変わる
レタス類、おかひじき、水菜、オクラ、モロヘイヤ、小松菜、せり、春菊、大根葉、ピーマン	
ビタミンD（脂溶性）	骨や歯を丈夫にする、免疫力の維持、筋肉や心臓を正常に動かす
魚類、しいたけ、きくらげ	
ビタミンE（脂溶性）	抗酸化作用、老化予防、血行促進
アボカド、ほうれん草、モロヘイヤ、ナッツ類	
ビタミンK（脂溶性）	出血を止める、骨を丈夫にする
納豆、モロヘイヤ、小松菜、ほうれん草、キャベツ、海藻類	

〈ミネラル〉体の調子を整える、骨や歯の材料になる

鉄	ヘモグロビンの材料になる、エネルギーの産生量を増やす。貧血を防ぐ
厚揚げ、サラダ菜、水菜、つるむらさき、小松菜、せり、春菊、大根葉、海藻類	
亜鉛	新陳代謝を活発にする、舌の味蕾をつくる、免疫力の維持、ホルモンの合成・分泌の調整
牛肉、レバー、卵黄、木綿豆腐、納豆、たけのこ、つるむらさき、小松菜、煮干し、牡蠣	
カルシウム	骨や歯をつくる、筋肉の動きを助ける、血管壁の強化、血圧を下げる
小魚、レタス類、水菜、オクラ、つるむらさき、モロヘイヤ、小松菜、しいたけ、きくらげ、春菊、大根葉、海藻類	
マグネシウム	骨や歯の材料になる、酵素の働きを助ける、エネルギー産生に関与
魚類、大豆食品、たけのこ、ほうれん草、海藻類	
カリウム	ナトリウムの排出を促す、血圧を下げる
大豆食品、肉類、アボカド、レタス類、たけのこ、せり、大根根、海藻類	

※食品の例は、本書で紹介した食品を中心に含有量の多い食品を掲載しています。

糖質オフでは「控えたほうがよい野菜」もある

糖質オフの実践では、栄養は豊富であるものの、食べるのは控えたほうがよい野菜もあります。それは、糖質を多く含む野菜です。とくに根菜に糖質が豊富な野菜が多く見られます。たとえば、**じゃがいも、さつまいも、里芋は糖質が多く**なります。春雨やマロニー、くず粉、くずきり、片栗粉など、植物の根やいもを原料とする加工食品も血糖値を上げやすい食品です。ただ、山芋や長芋は、生のまま食べるのであれば、血糖値を大きく上昇させる心配はありません。水溶性食物繊維も豊富ですから、おろしたり、千切りにしたりして食べましょう。

さらに、**にんじん、ごぼう、れんこん、かぼちゃ、くわい、ゆりね、とうもろこし、ぎんなん、栗なども糖質が多く**なります。いずれも旬には食べたくなりますが、その場合には、少量のみをよく味わって楽しむのはいかがでしょうか。

これらの根菜や種実類を控えても、摂取すべき栄養素は糖質の少ない野菜からとることができます。たとえば、にんじんやかぼちゃにはβカロテンが豊富ですが、小松菜やほうれん草、モロヘイヤ、そしてピーマンやパプリカにも多く含まれます。そうやって違う野菜を代替して食べていくことで、糖質オフを実践しても、栄養不足になる心配はなくなるのです。

●ビタミンの宝庫
ピーマンの挽き肉詰め

糖質オフで不足しがちなビタミンＣやβカロテンは、ピーマンやパプリカで補給。糖質は少ないのに独特なあまさがあって、肉にもよくあいます。〈糖質 10.4g〉

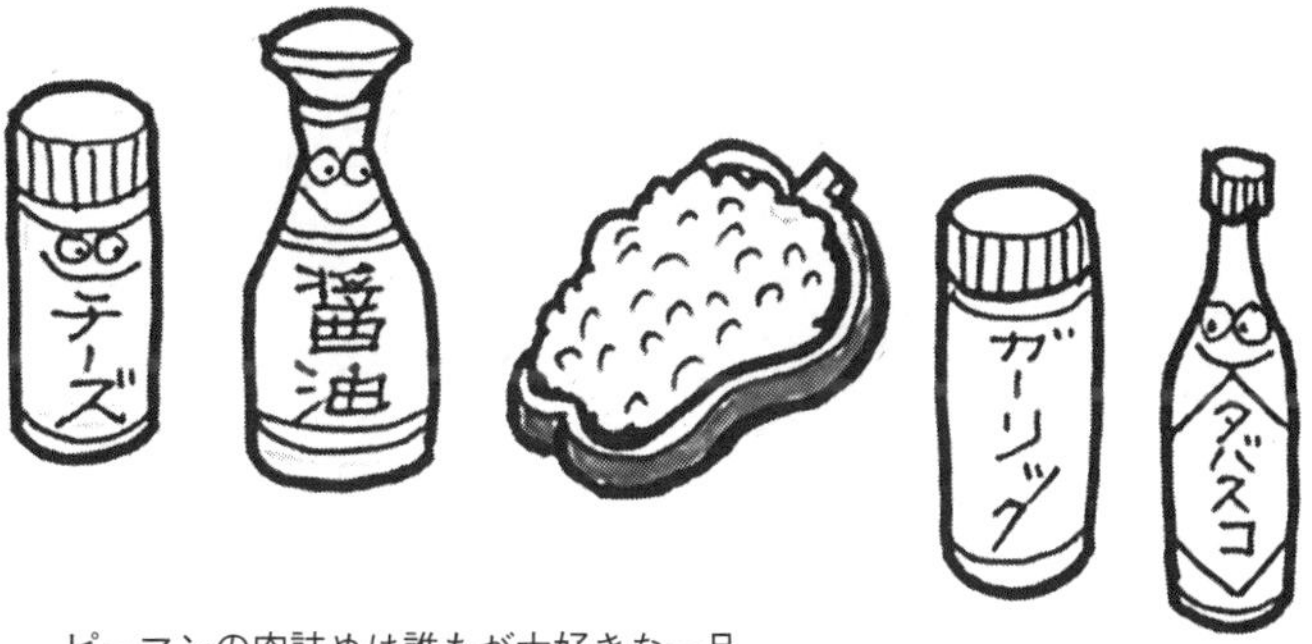

ピーマンの肉詰めは誰もが大好きな一品。
粉チーズ、醤油、ガーリックパウダーとタバスコでしっかり味つけを。

〈材料〉ç

合い挽き肉　80g	醤油　小さじ１
赤ピーマン　１個	ガーリックパウダー　少々
緑ピーマン　1/2 個	塩、こしょう　少々
長ねぎ　5cm	タバスコ (お好みで)　適量
卵　１個	オリーブオイル　小さじ１
粉チーズ　小さじ１	

〈つくり方〉
① ピーマンは縦半分に切り、手で種とわたをとり除く。
② 長ねぎはみじん切りにして合い挽き肉とあわせ、卵、醤油、ガーリックパウダー、塩、こしょう、粉チーズとともにしっかり練り、ピーマンに詰める。
③ フライパンにオリーブオイルを敷き、肉の面を下にして焼き色をつける。ひっくり返してさらに焼く。お好みでタバスコを振る。

大根の自然な甘味で心もほっこり温めよう

根菜は糖質が多く、糖質オフを実践していると食べられないものが多くなりますが、大根の根は比較的糖質が少ない野菜です。

しかも、大根にはビタミンC、カリウムが含まれます。さらに、消化酵素も豊富。ところが、大根に含まれる栄養素の多くは、煮るとゆで汁に流出したり、加熱によって消失したりします。ですから、**おろしたり、サラダにしたり、酢漬けにしたりして、生のまま食べるのが理想**です。

でも、大根は煮るなどして熱を加えると、玉ねぎのように独特の甘味が増します。糖質オフを実践していると、砂糖を料理に使わないぶん、自然なあま味が格別においしく感じられるようになります。その甘さに心もほっこり温まり、リラックス効果も得られるでしょう。

とくに冬は、あつあつのおでんがおいしい季節。おでんは具を選べば、糖質オフの料理になります。外食やコンビニなどのメニュー選びでも、おでんはおすすめです。**NGの具は、かまぼこ、ちくわ、ちくわぶ、はんぺん、さつま揚げなどの練り物、里芋、にんじん、つみれ、餅巾着、昆布など**。市販の煮汁も糖質を含むため飲みません。一方、左のページで紹介するおでんの具は、すべて糖質オフ。煮汁も糖質オフです。安心しておいしく食べられます。

●あつあつジューシーな甘味に癒される　おでん

おでんは具選びを間違えなければ、糖質オフのメニューに。下の材料は、すべて糖質オフで安心して食べられる具です。〈糖質 14.6g〉

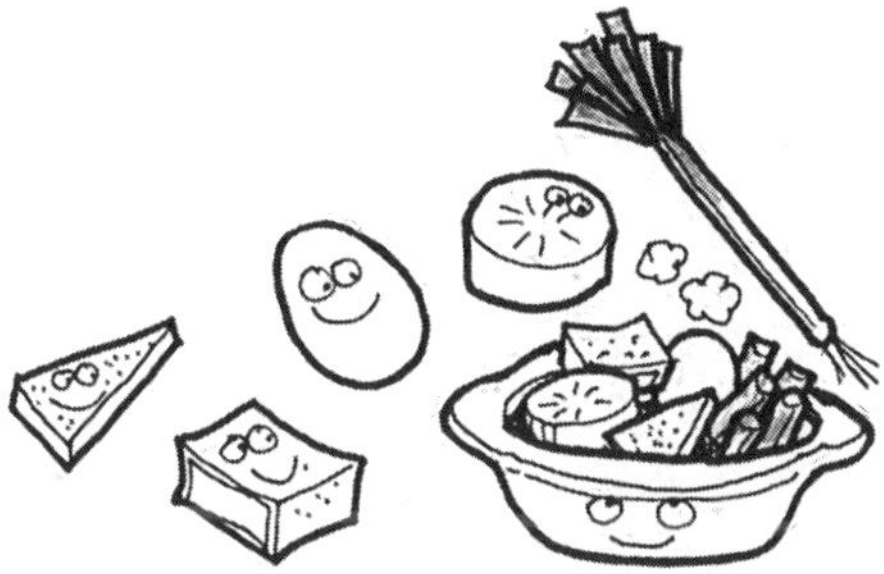

おでんは具が選べるので糖質オフに向いています。こんにゃく、厚揚げ、卵、大根、長ネギなど。

〈材料〉１人分

合い挽き肉　40g
ソーセージ　１本
こんにゃく　板の半分（すでに下ゆでされたもの）
厚揚げ　１枚
油揚げ　１枚
卵　1/2 個
うずらの卵（水煮）　３個
大根　3cm
長ねぎ　5cm
出汁　600cc
醤油　小さじ１
爪楊枝　２本
竹串　数本

〈つくり方〉

① 鍋に出汁と醤油を入れて沸騰させる。
② こんにゃくと厚揚げは三角に切る。長ねぎは細かく切る。
③ 大根は 3cm ほどの輪切りにしてから皮を厚くむいて、深さ 2/3 まで十字に切り込みを入れて、とり出しやすいように竹串を刺し、どの具材よりも早く出汁に入れて煮始める（竹串は刺さなくても OK）。
④ 合い挽き肉をボールに入れ、溶いた卵と②の長ねぎをあわせてしっかり練る。油揚げは熱湯をかけて油抜きをしたら 半分に切り、２つの袋にする。それぞれにしっかり練った合い挽き肉を入れ、爪楊枝で閉じて③と一緒に加熱する。
⑤ 竹串にソーセージとうずらの卵を刺し、同じく加熱する。
⑥ 大根が柔らかくなったら、具材を器に盛る。

※出汁のとり方は、後述します。水 600cc に和風だしの素を小さじ 1/2 杯を溶かして代用することもできます。

日本の味噌を使って、中華をつくってみよう

糖尿病になると、中華料理をあきらめる人が意外にも多く見られます。糖質オフの実践中も、中華料理は食べるのが難しくなります。砂糖や片栗粉、炭水化物を使う料理が多いためです。また、市販の中華料理の調味料も甘味料を使っていて、甘味が引き立つ料理が目立ちます。オイスターソースやテンメンジャンなど甘めの調味料も、血糖値の上昇を促す可能性があるために使いません。豆板醤は、糖質が抑えられているので、糖質オフの実践中も使用できます。少し加えるだけで、ピリッと味がしまります。

中華料理は、調味料に気をつけて自宅で手づくりすると、血糖値を上げる心配もなく安心して食べられます。たとえば、**調味料に豆味噌（八丁味噌）と麦味噌をあわせるなどして使えば、あま味にこくも加わり、深みのある味に**しあがります。

そこで、おいしい中華風味噌だれのつくり方を紹介しましょう。豆味噌と麦味噌をお好みの分量であわせ、水でのばしたら、醤油を少し加えて味を調えます。ここに豆鼓《とうち》を刻んで加えてみてください。豆鼓は、黒豆に塩や麹、酵母などを加えて発酵させる中華調味料です。この**味噌だれと野菜と肉で炒めものをつくれば、おいしい中華料理**ができあがります。

●中華をあきらめない！ 青椒肉絲（チンジャオロース）

一般的に中華料理は、炭水化物の使用量が多く、血糖値を上昇させます。でも、工夫しだいで糖質オフにできます。ここでは食感と彩りの楽しい青椒肉絲をつくってみましょう。〈糖質 10.6g〉

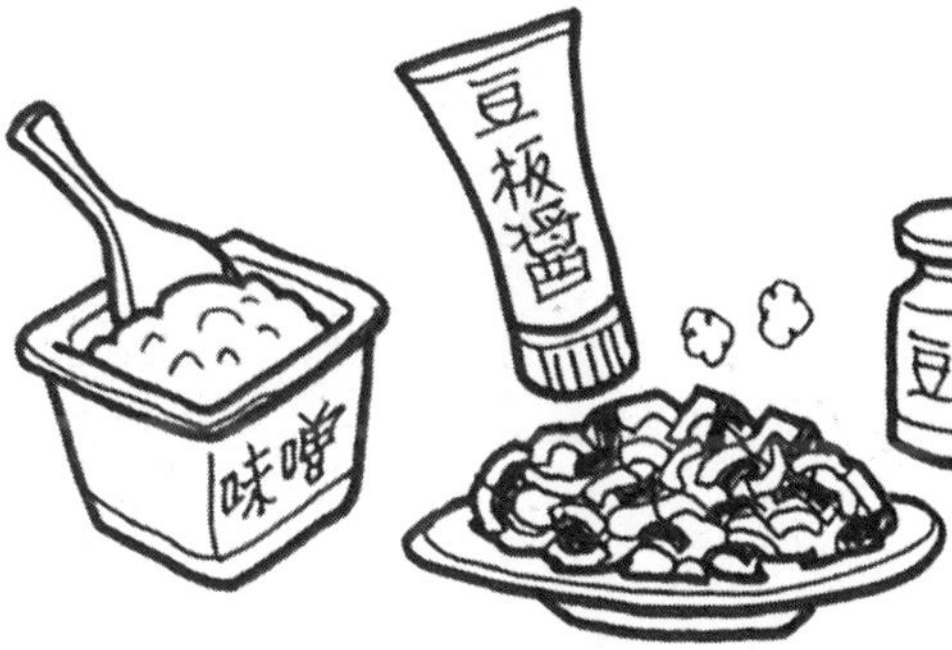

あまいソースは使わずに、
味噌や豆板醤、豆豉を駆使して中華風に。

〈材料〉1 人分

ピーマン　赤 1 個
　　　　　緑 1 個
塩　少々
たけのこの水煮　50g
★糖質ゼロ酒　小さじ 1
★豆板醤　小さじ 1/2
★味噌（おすすめ 麦味噌）小さじ 1/2
★醤油　小さじ 1
オリーブオイル　小さじ 2

〈つくり方〉

① 牛肉は千切りにして、塩少々で下味をつける。
② ピーマンは手でわたと種をとり除き、細切りにする。たけのこも細切りにする。
③ フライパンに小さじ 1 の油を引き、牛肉の色が変わるまで炒め、いったんとり出す。
④ フライパンに残りの油小さじ 1 を足し、ピーマンとたけのこを炒めて火が通ったら牛肉を戻し、あらかじめあわせておいた★の調味料をいっきにまわしかける。
⑤ 調味料と具材が絡んだら、火を止めて皿に盛る。

※麦味噌は比較的糖質の高い味噌なので、主に調味料として使用しましょう。

海藻は毎日食べたい、ミネラルが豊富な健康食

海藻のなかでは、昆布だけは糖質が多くなります。ただ、出汁をとるだけならば糖質が水に染み出てくるわけではないので、問題ありません。

他の海藻は、一度に大量に食べるわけではありませんので、糖質量を心配せずに食べることができます。何より、鉄やカルシウム、マグネシウムが豊富ですので、毎日、適量を食べるようにしましょう。加齢とともに骨粗鬆症《こつそしょうしょう》が心配になりますが、**海藻と一緒にビタミンDの豊富なしらすや干ししいたけなどを食べると、カルシウムの吸収率が上がってより効果的**です。貧血を防いだり、エネルギー産生を助けたりする**鉄は、ひじき、海苔、わかめにとくに豊富**です。

また、海藻に豊富なフコイダンは、水溶性の食物繊維です。免疫の維持に効果が期待できるとして、海外ではフコイダンのサプリメントが人気です。海藻のぬめりの成分であり、とくにもずくやめかぶ、わかめに多く含まれます。

ただ、市販のもずくやめかぶはたれの糖質が多いため、たれは別のものを選び、自分で味つけをしましょう。

こんにゃくで唐揚げをつくってみよう

こんにゃくは、こんにゃく芋からつくられます。そのため、「でんぷん質で血糖値が上がるのではないか」と思われがちです。しかし、こんにゃくは97パーセントが水分で、残りはグルコマンナンという人の腸ではほとんど消化できない成分。血糖値を上げる心配はありません。水に溶けにくく、水分を吸収して便の量を増やして排便を促します。しかも、**主食をとらなくても満腹感を得やすく、糖質オフの食事では大活躍してくれる食品**です。

たとえば、一口大に切った板こんにゃくに格子状に切り目を入れ、塩こしょうで炒め、最後にバターをからめると、バター炒めが完成。ちょっとしたご馳走になります。

また、**一度凍らせてから解凍すると、食感がまったく変わります**。それを肉のようにフライパンで焼いたり、炒めものに加えたりしてもおいしい一品になります。

唐揚げにしてもおいしいですよ。こんにゃく1枚を手で一口大にちぎったら、一晩凍らせて、解凍します。その後、水で洗い、水気を切ります。ビニル袋にすりおろしたにんにくとしょうが、糖質ゼロ酒、醤油（各小さじ1）と一緒に入れてもみ込み、10分以上置いてから、大豆粉をまぶして揚げ焼きにします。お弁当にもおすすめです。

米や麺を食べたくなったときには

最近は、米の形をしたこんにゃくが多く流通しています。**糸こんにゃくを細かく刻んで米に代用すること**もできます。しらたきや糸こんにゃくは、麺に代用もできます。イタリアではパスタの代わりにこんにゃくの麺を使うのが人気。ZEN《ゼン》パスタといって日本のメーカーが流行させました。麺を食べたいときには、しらたきやこんにゃく麺で調理しましょう。こんにゃく特有の臭みを消し、味をつきやすくするには、下ゆでをしっかりすること。出汁を多めに味つけすると、おいしくしあがります。

ただ、こんにゃくを主食の代用にする場合、注意することがあります。食物繊維が豊富なため、小食の人の場合、これだけで満腹になってしまうと、必要なたんぱく質が不足してしまいます。また、食べすぎると下痢を起こしやすくなります。

そこで、**私が最近よく使っているのが、大豆を米状にした商品**です。チャーハンやドリア、リゾットにして食べると、米を食べているようで満足感が増します。私の父も、これでチャーハンをつくると「これがあれば、米を食べられなくても十分だよ」と喜びます。しかも、たんぱく質の摂取量を増やせますからフレイル（心身の衰え）予防にも優れた食品といえるでしょう。

●ときには米が食べたい。そんなときには米状の大豆でつくったチャーハン

糖質オフの実践者たちの間で、最近人気の米状の大豆（以下、大豆米）。チャーハンやドリア、リゾットなどにして食べると、お米と変わらない食感を楽しめます。〈糖質 7g〉

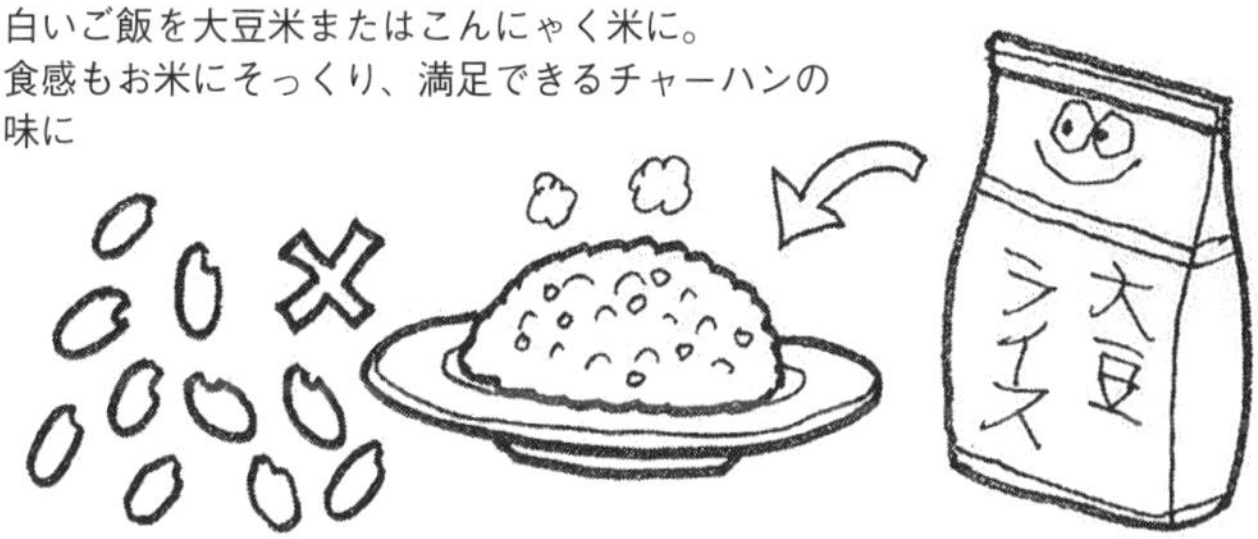
白いご飯を大豆米またはこんにゃく米に。
食感もお米にそっくり、満足できるチャーハンの味に
大豆ライス

〈材料〉1 人分

大豆米（乾燥タイプ）1 食分 6.6g	ハム　2 枚
卵　1 個	醤油　小さじ 1
玉ねぎ　50g	ごま油　小さじ 1
小口ネギ　3g	

〈つくり方〉

◎大豆米のつくり方

① 大豆米 100g を計量し、耐熱容器に入れる。
② 水 200ml を加え、30 分間吸水する。
③ ふんわりとラップをして、電子レンジで 500W3 分間加熱する。
④ 加熱後、全体をよく混ぜたあと、再びラップをして 10 分間蒸らす。

◎大豆米のチャーハンのつくり方

① フライパンにごま油とみじん切りにした玉ねぎを入れ、黄金色になるまで炒める。
② 玉ねぎをわきに寄せ、しっかりとといた卵を入れ、その上に大豆米を入れて、すべてを絡めるようにして炒める。
③ 小さく切ったハムと小口ネギを入れてさらに炒め、最後に醤油を回し入れる。

※上記の材料とつくり方で、大豆米をこんにゃく米に代えることもできます。たんぱく質量は減りますが、カロリー値も減るので、ダイエット中の人にはおすすめです。

糖質オフに慣れてくると、ご飯を恋しく思わなくなる

糖質オフを実践していると、だんだんとご飯や麺、パンなどを「食べたい」とは思わなくなっていきます。記憶のなかに「おいしい」との感覚は残っているものの、子どものころから慣れ親しんできた味だけに、どんな味かはわかっています。未知の味には「食べてみたい！」と好奇心も強くなりますが、**主食は味を知っているだけに、とくに食べたいとは不思議とだんだんと思わなくなる**のです。

反対に、食べたことのない食材や料理は試してみたい！　と好奇心旺盛になるでしょう。健康寿命をのばすために、たんぱく質の摂取量をいかに増やすかを重要視するようにもなります。**「今日はたんぱく質が少ないな」というときにおすすめの料理は、炒り豆腐**。まず、醤油・糖質ゼロ酒（各大さじ1）・ラカントS（液状、大さじ1／2）であわせ調味料をつくっておきます。次に、フライパンに油を引いたら、水切りした木綿豆腐（半丁）を入れて、崩しながら炒めます。水が出てきたらそれを捨てて炒り、挽き肉を加えてさらに炒めます。肉の色が変わったら、溶き卵（1個）を流し入れ、あわせ調味料を回しかけて、かつお節1パックを混ぜあわせます。パラパラ感が和風チャーハンのようでもあります。ぜひお試しください。

小麦粉の代用には、血糖値を上げない粉を

小麦粉に代用できる粉も、最近は多くの商品があります。そこで、私がよく使うものを3つ紹介します。

一つは、大豆粉。生の大豆を粉砕したもので、たんぱく質や脂質のほか、大豆と同じ栄養素を摂取できます。ハンバーグのつなぎやケーキ、揚げものなど、小麦粉やパン粉の代用としてオールマイティに使えます。

ただ、大豆は生食すると腹痛を起こしやすく、使用の際には加熱が必要です。大豆粉も同じく加熱が不可欠です。

二つめは、おからパウダーです。豆腐づくりで出る生のおからを熱風乾燥させたもの。長期保存ができ、加熱せずに使うこともできるので、スムージーや豆乳ヨーグルトにそのまま加えて、たんぱく質の摂取量を増やすこともできます。もちろん、小麦粉の代用にでき、揚げものやムニエルなどにも使えます。ハンバーグのつなぎにもおすすめです。

三つめはアーモンドパウダーです。アメリカでは、糖質オフのパンやケーキ、クッキーをつくるときに小麦粉の代用に使われます。お菓子づくりにも最適な粉です。

フライの衣は高野豆腐の粉でも代用できます

糖尿病を発症すると、「カロリーが高い」「糖質が多い」といわれる料理をあきらめる人が多くなります。この両方を備えているのが、揚げものでしょう。「揚げものは、しばらく食べていない」という人も多いのではないでしょうか。

しかし、糖質オフの実践中は、糖質を控えているぶん、エネルギー源として油の摂取が必要です。糖質をセーブしていれば、油はとりすぎない限り、太る心配はありません。揚げものも、糖化が起こらないよう、毎日続けて食べるようなことをしなければ大丈夫。**揚げ衣に使う小麦粉は先程ご紹介した大豆粉、おからパウダー、アーモンドパウダー以外に、高野豆腐の粉**も使えます。

高野豆腐の粉は、簡単に自分でつくれます。高野豆腐を乾燥状態のままますりおろせば小麦粉の代用にできます。また、粉豆腐といって高野豆腐を粉状にした商品もあります。

高野豆腐は、保存が効くうえ、たんぱく質、脂質の代謝を促す大豆サポニン、骨粗鬆症を防ぐイソフラボン、ビタミンE、カルシウム、そして鉄も豊富。**糖質オフに不足しがちな栄養素を補ってくれる食材**です。高野豆腐を煮物に使う人は多いでしょう。出汁と少量の醤油と塩少々でしっかり煮ると、甘味料を入れなくても、ジューシーでおいしく仕上がります。

●揚げものも糖質オフに！　とりのしそささみフライ

通常の揚げものが血糖値を上げるのは、揚げ衣の小麦粉とパン粉のせい。最近はパン粉も糖質オフのものが出ていますし、糖質オフのパンも売っているのでそのパンでパン粉を作ってもよし。ここでは、小麦粉の代わりに高野豆腐の粉を使ってささみフライを作ります。

とんかつも、衣の小麦粉とパン粉の代わりに
大豆粉と高野豆腐でカリっと揚がります。

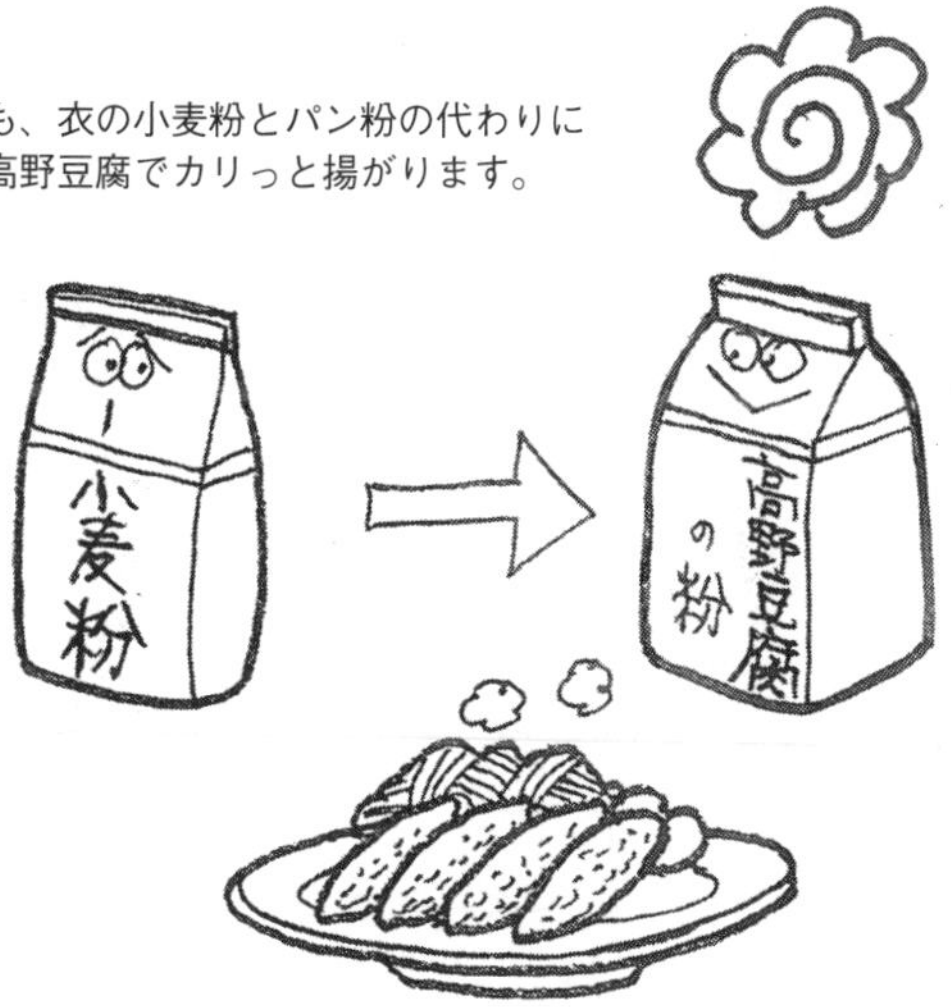

〈材料〉6切れ

鶏ささみ　小4枚（160g）	粉チーズ　12g
塩小さじ　1/4	卵　1個
こしょう　少々	高野豆腐の粉　25g
しそ　4枚	オリーブオイル　大さじ3

〈つくり方〉

① ささみは筋を取って観音開きにして、塩こしょうをふる。
② ささみにしそを乗せ、粉チーズ、溶き卵、削った高野豆腐を順につける。
③ フライパンにオリーブオイルを大さじ3、入れ中火で熱し、②を入れて上下を返しながら、カリっとするまで揚げ焼きにする。

※高野豆腐の粉は、高野豆腐を乾燥状態のまますりおろすと簡単につくれます。また、粉豆腐といって高野豆腐を粉状にした商品もあります。

糖質オフには、調味料の選び方が大切

糖質オフでは調味料も重要です。糖質オフでは、砂糖やみりんのほか、一般的な甘味料を含む調味料は使いません。血糖値の上昇を招くためです。そのため、使える調味料の種類が限られてきます。(糖質オフのみりんは、市販されています。)

だからこそ、素材の味を生かしながら、使える調味料を効果的に使っていきましょう。

まず基本の調味料は4つ。**最低限、この4つがあると糖質オフを始められます。**

〈塩〉 精製塩より天然塩・自然塩を選ぼう。天然塩・自然塩には塩化ナトリウム以外にカルシウム、マグネシウム、鉄、カリウムなどのミネラルが豊富。

〈味噌〉 味噌汁などの和食以外にも、中華料理など多くの料理に使える。糖質の量は許容範囲。豆味噌、麦味噌、麹味噌など数種類をストックし、あわせて使うと味に深みを出せる。ただし、白味噌だけは糖質が多いので控えめに。

〈醤油〉 料理の最後に少量のみ風味づけで使うと、素材のうま味を引き立てられる。

〈酢〉 米酢より穀物酢のほうが、糖質が少なくておすすめ。ワインビネガーを使うと、いつもの料理やドレッシングがあっという間に洋風の味に。

酢は抗糖化作用があると同時に、食品と共に摂ると血糖値の上昇を抑えるとも言われています。

加えて、料理がワンランクアップする調味料を紹介します。上手に使ってグルメな料理を楽しみましょう。すべて糖質を気にせず使える調味料です。

〈山椒〉 肉、魚、豆腐などのたんぱく質料理にかけると、おいしい。
〈カレー粉〉 カレー風味にすれば、いつもの料理がパンチのある味に。
〈ガーリックパウダー〉 肉や魚などを加熱する前に、塩と一緒にまぶそう。
〈粉チーズ〉 サラダやスープ、肉や魚料理など、さまざまな料理に振りかけて。
〈五香粉《ごこうふん》〉 中国の代表的なミックススパイス。中華料理をつくる際に便利。
〈豆板醤〉 糖質が抑えられた、ピリ辛の味噌ベースの中華料理の調味料。
〈アンチョビペースト〉 ドレッシングや野菜炒めに少量混ぜて使うとコクがアップ。
〈かつお節〉 葉野菜のおひたし、サラダ、炒めもの、豆腐など何にでもかけて。
〈タバスコ〉 挽き肉料理やチーズ味の料理によくあう。
〈ごま〉 白ごま、黒ごま、すりごま、ごまペーストは、オールマイティに使える。
〈わさびペースト〉 刺し身だけでなく、鶏肉、ローストビーフにもよくあう。

市販のルウを使わなければ、カレーも食べられる！

市販のカレールウには小麦粉が多く含まれます。そこで市販のルウを使わずに簡単につくれて、とってもおいしいドライカレーのつくり方を紹介します。「糖尿病になって、カレーはあきらめていた」という人は、ぜひお試しください。

基本のスパイスには、カレー粉を使います。さらに**味に深みを出すために、ターメリックとカルダモンを加えます**。ターメリックは、和名でウコン。沖縄でよくとれます。抗酸化作用が高いので、老化予防が期待できます。カルダモンは甘くさわやかな香りのスパイスで、肉や魚料理によくあいます。インドのスパイスティーであるチャイにも使われるスパイスです。辛口が好きな人は、チリペッパーを加えてもよいでしょう。

粉末のスパイスはさまざまにあります。もう**1つあると便利なのは、オールスパイス**。ナツメグ、シナモン、クローブの香りをあわせ持ち、肉料理やシチュー、スープ、ピクルス、マリネなどに使えば本格的な味にしあがります。

ただし、粉末のスパイスは大量にとると糖質も増えるので、味にアクセントをつける目的で少量ずつ使いましょう。

●市販のルウを使わず、簡単にできる ドライカレー

「もうカレーは食べられないと思っていた」という人にぜひ試していただきたい、簡単ドライカレーです。ドライカレーをレタスで包んでお召しあがりください。〈糖質 23.9g〉

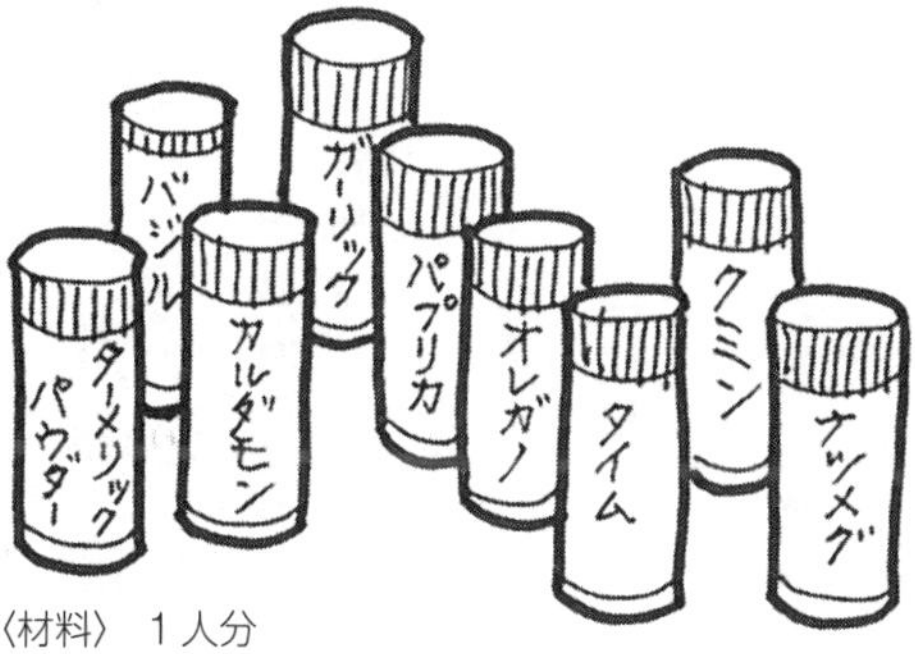

カレーのルーは小麦粉なしでスパイスをあわせてつくります。
ドライカレーをレタスで包み、ヘルシーにいただきます。

〈材料〉 1人分

合い挽き肉　100g	カレー粉　小さじ1
なす　1本	ターメリックパウダー　小さじ1/2
ピーマン　1個	カルダモンパウダー　小さじ1/2
トマト　1個	塩　少々
レタス　3枚	オリーブオイル　小さじ1
パセリ　適量	

〈つくり方〉

① 合い挽き肉を小さじ1/2の油を引いたフライパンで炒め、色が変わってきたらいったんとり出す。
② なすは輪切り、ピーマンは粗みじん、トマトはざく切りにする。
③ フライパンに小さじ1/2の油を引き、合い挽き肉と②を入れ、塩少々を振ってを炒め、カルダモンパウダー、ターメリックパウダー、そしてカレー粉を加えて水分がなくなるまで加熱する。
④ レタス3枚とカレーを皿に盛り、パセリをそえる。
八丁味噌（適量）をあわせて加熱します。

※ドライカレーではないカレーも、糖質オフでつくることができます。まず、小松菜やほうれん草などの野菜をカレー粉とスパイスと煮ます。それをフードプロセッサーで混ぜ、とろみがついたら、合い挽き肉と八丁味噌（適量）あわせて加熱します。スパイスには、コリアンダー、カルダモン、クミンを使います。これでルーの完成。カリフラワーライスや米こんにゃく、または大豆米や豆腐などにかけて食べるとおいしいですよ。

香味野菜や薬味野菜を使えば、毎日の料理が豊かに

香味野菜と薬味野菜にも、毎日の食事のバリエーションを広げる格別な力があります。では、香味野菜と薬味野菜とは何が違うのでしょうか。

香味野菜は、肉や魚などの臭みとりのために下処理の時点で使う野菜で、にんにく、しょうが、唐辛子のことをいいます。一方の薬味野菜とは、調理したあと、殺菌作用や消臭効果を目的に加える野菜です。たとえば、日本では昔から刺身を安全においしく食べるため、わさび、がり、しそ、万能ねぎなどを使用してきました。

厳密に区別しにくいところもありますが、**糖質や塩分を控えた糖質オフの料理を、香味野菜や薬味野菜は香り、味わい、彩りを添えて**くれ、グルメな食事に仕上げてくれます。

なお、ヨーロッパでは、自宅で栽培する植物をハーブ、購入するものをスパイスと区別しているそうです。パセリやパクチー、バジル、ローズマリー、しそなどは簡単に栽培できます。自分でつくったハーブで料理に彩りを加えると、香りよく仕上がるばかりか、気持ちも華やぎます。毎日の料理にぜひハーブをそえてみましょう。

とろみづけには、片栗粉ではなく寒天を使おう

小麦粉や片栗粉を使わずとも、糖質オフの食材で料理にとろみをつけることもできます。

1つは、寒天を使う方法です。寒天はテングサやオゴノリなどの海藻を溶かし、凍結させ、乾燥させたもの。常温でも固まる性質を持っています。デザートのゼリーを使う際によく使われますが、料理のとろみをつけるためにも使えます。**寒天をとろみづけで使う際のポイントは、調理の最後に加えてしっかり煮溶かすこと**。なお、溶けやすい糸寒天やパウダーになった寒天もあります。

お菓子づくりでよく使われるゼラチンも、とろみづけに使えます。動物の骨や皮に多いコラーゲンからつくられているので、たんぱく源になるうえ、糖質もゼロです。

もう1つ、サイリウム（オオバコ）を紹介します。オオバコは、植物性の食物繊維。ドラッグストアなどで購入できます。あんかけの要領でとろみをつける際には、フライパンでの炒めもので出た汁を集めて、小さじ1ほどのサイリウムを少しずつダマにならないよう、溶きながら入れていきます。すると、片栗粉を使ったときのように、とろりとしたとろみがつきます。サイリウムはとりすぎるとお腹が張る人もいます。使用しすぎないよう気をつけてください。

甘味料は賢く上手に活用しよう

糖質オフの実践によって砂糖や果糖を摂取しなくなると、**味覚の繊細さがよみがえってきて、食材そのものが持つ甘さを感じられる**ようになっていきます。そうなると、「甘いものを食べたい」という欲求も起こらなくなっていきます。

料理に甘味をほんの少し加えたいこともあります。この場合には、「血糖値を急上昇させないカロリーゼロの甘味料」を、量を少なめに使いましょう。「血糖値をあげないから」と無闇にたくさん使うのではなく、どうしても甘味が欲しいときにのみ使用することです。

人工甘味料は場合によっては血糖値が上がらないぶん、脳の満腹中枢が刺激されず、食べすぎてしまうこともあります。そんなことが起こらないよう、甘味料を調理に使ったときには食べすぎないように気をつけながら、上手に使っていきましょう。

ただし、カロリーゼロのデザートなどをつくるときには、しっかりとした甘味にすることが大事。これも「血糖値を上昇させないカロリーゼロの甘味料」の賢い使い方です。**食べる頻度は少なく、けれども「今日は特別」という日に食べるときには、心から楽しみましょう。**

最近では、みりんも糖質オフのものが売られています。和食で甘辛い味つけが欠かせないときには、このような画期的な甘味料を使用してもよいかもしれません。

糖質オフ料理の基本は、薄味。そして、甘いものを楽しむときは安全なものを使っておおいに楽しむ。こんなメリハリをつけて、素材の味がおいしいと思える味覚をとり戻しましょう。

〈血糖値を上昇させないカロリーゼロの甘味料〉

◎**エリスリトール**　きのこや果物、醤油やワインなどの発酵食品に含まれる糖アルコール。甘味は砂糖の60〜80パーセントで、90パーセントは体内で代謝されずに排出される。虫歯の原因にならない。過剰に摂取すると下痢を起こす人も。

◎**ステビア**　南アメリカ原産のキク科の植物ステビアから抽出される甘味料。甘味は砂糖の約200倍とも。少量加えるだけで十分な甘味を楽しめる。独特なスッとした味が舌に残る。

◎**ラカンカ**　ウリ科の植物で、果実は極めて強い甘味を持ち、コクのある独特の風味が特徴。甘味は砂糖の150〜200倍。腸で吸収されない。

◎**アルロース**（希少糖、プシコースとも）　果糖を原料として酵素処理によって異性化したもの。酵素分解によってエネルギーを生み出さないため、カロリーゼロになる。甘味度は砂糖の7割程度。アメリカではカロリーゼロの甘味料としてよく使われている。

●糖質オフでもスイーツは食べられる！ ココナッツミルクとチアシードのプリン

ココナッツとチアシードという２つのスーパーフードを使ったスイーツ。ココナッツの風味とチアシードのぷるぷる感で、お腹も心も体も大満足です。〈糖質 2.6g〉

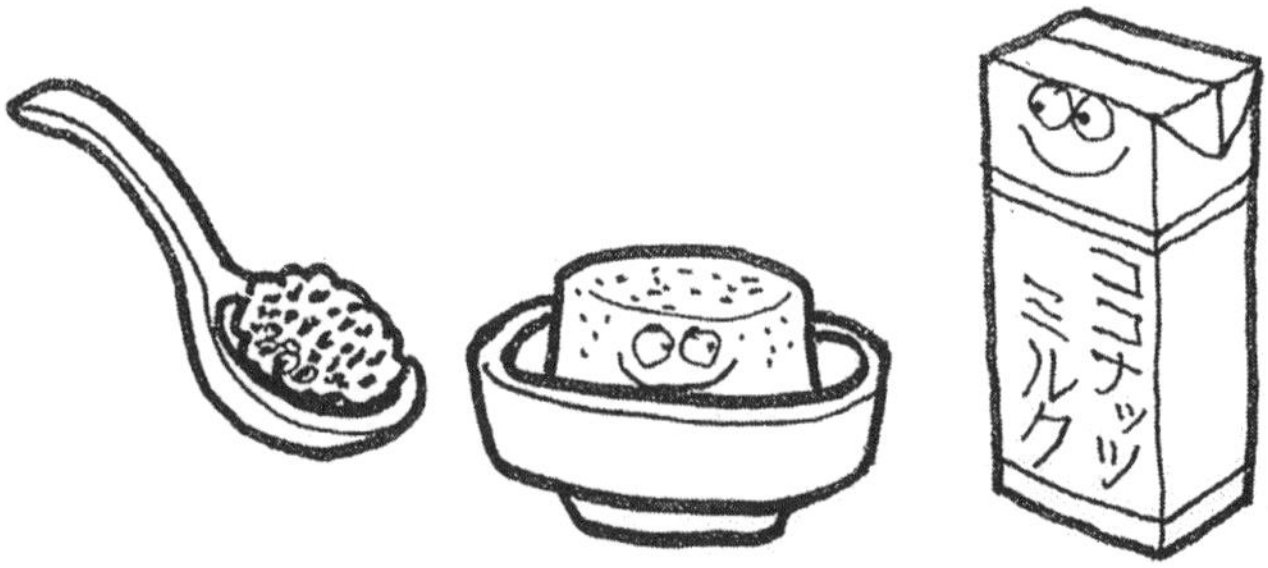

ココナッツミルクは自然のあまさが魅力です。
チアシードはオメガ３のオイルが豊富です。

〈材料〉２人分
ココナッツミルク 200g
チアシード 5g
ラカント S（液状）大さじ１
粉寒天 1g
ココナッツファイン（粗みじん切り） 少々
イチゴ（細かく刻む） １粒分
ミントの葉（細かく刻む） ２枚分

〈つくり方〉
① 鍋にココナッツミルク、チアシード、ラカント S を入れて加熱し、沸騰したらいったん火を止め、チアシードが膨らむまでしばらく置く。
② 再度加熱し、粉寒天を加えてしっかり沸騰させ、粗熱をとってから容器に移し、冷蔵庫で冷やし固める。
③ しばらくして固まったら、イチゴ、ココナッツファイン、ミントの葉をのせる。

※ココナッツファインとは、ココナッツを細かく刻んだもの。

●通常のコーヒーゼリーの 1/20 の糖質量 コーヒーゼリー

通常のコーヒーゼリーに比べて糖質量は 1/20。こだわりのコーヒーをドリップして美味しいコーヒーゼリーをめしあがれ。〈糖質 2.3g〉

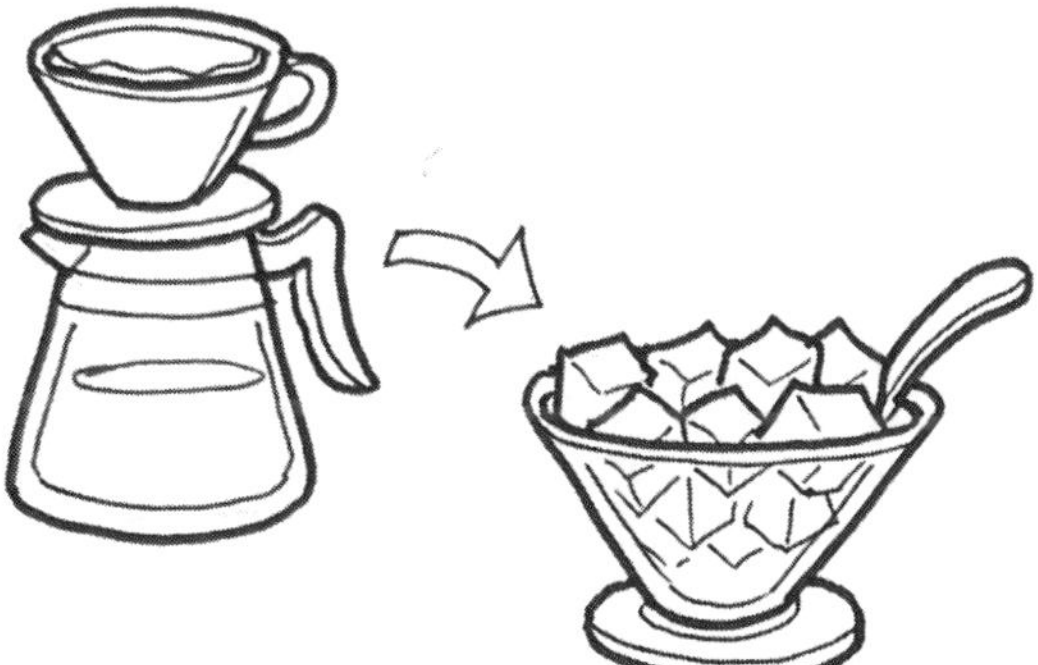

ドリップして入れたコーヒーでゼリーを。
紅茶やほうじ茶などでもつくれます。

〈材料〉2 人分
ドリップコーヒー 400ml
粉ゼラチン 10g
生クリーム 大さじ 4
ラカント S (液状) 小さじ 2

〈つくり方〉
① ドリップコーヒーを加熱し、70℃くらいになったら粉ゼラチンを入れてよく混ぜ溶かす 。
② バットなど平らな容器に①を移し、粗熱がとれたら冷蔵庫で冷やす。
③ 固まったゼリーを角切りにして器に盛る。ラカント S、生クリームを混ぜたシロップを上からかける。

イチゴ、ブルーベリーは糖尿病の人も安心して食べられる

糖尿病の人は、果物はなるべく控えたほうが安全と私は考えています。**果物に多い果糖は、ブドウ糖の10倍以上のスピードでたんぱく質と反応し、より多くのAGEsをつくる**ことがわかっているからです。前述したように、AGEsは合併症の原因になる物質です。

ただしイチゴやブルーベリー、グレープフルーツ、アボカド、レモンなどは、低糖質の果物です。これらの果物は、血糖値も糖化も心配することなく食べることができます。

なお、レモンやイチゴなど酸味の強い果物には、クエン酸が豊富です。同志社大学の八木雅之先生によれば、**クエン酸も抗糖化作用の高い成分**とのことです。クエン酸は、ライムやかぼす、すだち、シークワーサーなどにも多く含まれます。こうした酸味が強く、甘味の少ない果物の果汁を、毎日の料理にかけることも、体を糖化から守る方法になります。

なお、クエン酸は酢にも豊富です。1日1品は酢のものを食べることも、糖化対策には有効といえるでしょう。サラダにかけるドレッシングに、酢をたっぷり使うこともおすすめです。

さらに、肉や魚をレモン果汁や酢で一度漬け込んでから調理に使うと、何もせずに焼いた場合に比べて、外因性AGEsの量が減るとも報告されています。

不足しがちなビタミンCはサプリメントで摂取する

果物には、ビタミンCが多く含まれます。

ビタミンCは、免疫力の強化に欠かせないビタミンです。しかも、活性酸素の害を抑える働きがあります。活性酸素は、体内で発生し、病気と老化の一因となる物質です。

さらに、ビタミンCには美肌効果もあります。シミやソバカスの原因となるメラニン色素の生成を抑えて、肌を白く、そして美しく保ってくれます。

また、意外と知られていないことですが、便秘改善の効果もあります。便をやわらかくする働きがあるのです。一方、とりすぎれば下痢になるので注意が必要です。

ただし、果物にはビタミンCが豊富とはいえ、糖質が多い果物は糖化の原因になります。糖質が多い果物は控えることが大事です。それによってビタミンCが不足するならば、サプリメントなどで補給するとよいでしょう。父や私が飲んでいるのはビタミンCの原末です。これを水に溶かして、1日2000ミリグラム飲むとビタミンCの補給に役立ちます。

なお、**糖質が多い果物は、いちじく、バナナ、柿、温州みかん、スイカ、梨、りんご、ブドウ、桃**など。旬の時期に食べる際には、食事の最後にほんの少しだけにしておきましょう。

糖質オフとは、出汁を味わう食事術

日本人にとっておいしいと感じるバロメーターは、うま味です。たとえば、昆布かつお出汁は、かつおのイノシン酸と昆布のグルタミン酸という2つのアミノ酸が混ざりあう「うまみの相乗効果」によって、豊かな味わいが生まれます。**出汁が持つ自然な味わいがあれば、あま味がなくても「おいしい」と感じられる舌を私たちは持っています。**

このように、出汁は料理にうま味やこくをもたらす大切なもの。できることならば、出汁は家庭でとりたいものです。顆粒や固形の出汁の素を使う人も多いと思いますが、市販品には甘味料が使われていることがあります。知らずに食べていて、血糖値が上がってしまったということもあります。

ここでは、2つの出汁のとり方を紹介します。市販の出汁に頼っている人は、一度チャレンジしてみてください。**市販品では味わうことのできない深みとこく、そして上品さが感じられる**ことと思います。この出汁を使って調理していけば、糖質オフを実践していても、「なんだかものたりない」と感じることがないはずです。日本人だからこそおいしい、と感じられるうま味を存分に楽しんでください。

●マリー流血糖値を上げない調理のすすめ
出汁をとろう！

出汁をとるのは、慣れてしまえば簡単。手づくりの風味豊かな出汁を使った味噌汁や料理を食べれば、お腹も心も大満足です。

うま味を味方に味覚を研ぎすまそう！
出汁のうま味で素材の味を存分に引き出し、楽しみましょう。

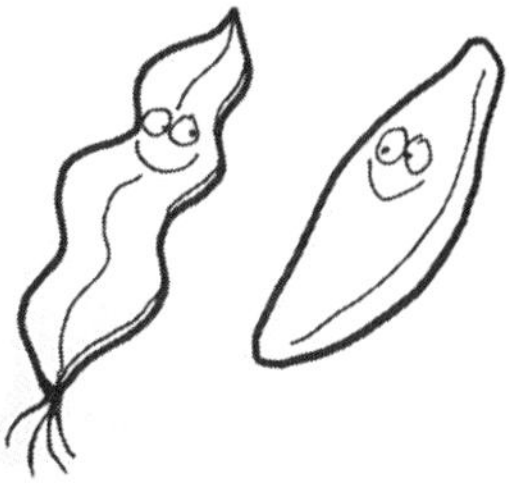

〈昆布かつお一番出汁〉
◎和食の基本中の基本。上品で香り高い味わい

〈材料〉１～２人分

出汁昆布 2g（5 × 5cm のもの１枚）、 水 300ml、 かつお節 5g

〈つくり方〉

① 昆布は表面の汚れをさっと拭いて鍋に入れ、分量の水を注ぎ、30 分以上置く。

② ①を弱火にかけてゆっくり温度を上げていき、沸騰直前に昆布をとり出す。

③ ひと煮立ちしたところに、かつお節を加える。

④ 再び煮立ったら１分ほど煮出す。火を止め、キッチンペーパーを敷いたざるにあけ、静かにこす。

※昆布やかつお節はさまざまなランクのものがありますが、スーパーで手に入るもので十分です。

〈いりこ出汁〉
◎煮干しでとる香り豊かなしっかりとした味わい

〈材料〉１～２人分

煮干し 12g、 水 300ml

〈つくり方〉

① 煮干しは頭をとり除き、背中から左右に割って、わた（黒い塊）をとり除く。

② ①を鍋に入れて弱火にかけ、香りが立つまで炒る。

③ 火を止め、分量の水を注ぎ、そのまま 20 分ほどつける。

④ 再び火にかけ、沸騰したら弱火にしてアクを除き、5 分ほど煮る。火を止め、キッチンペーパーを敷いたざるにあけ、こす。

※背が黒く、腹との境がはっきりしているものが良品。腹が黄色いのは油焼けといって古くなった煮干し。

ポイントさえわかれば、外食も楽しめる

外食でも糖質オフは実践できます。ここまで糖質オフの考え方や献立の整え方、料理のつくるポイント、レシピをお伝えしてきました。以上のことを理解していただいたら、外食する際には、糖質オフの考え方を当てはめて、メニューを選べばよいだけです。「糖質オフの実践中だから」とお誘いを断らなくても、メニューから血糖値を上げにくく、自分自身の体を元気にしてくれる料理を選んでいけばよいのです。

注文する料理は、できるだけ魚、大豆食品、肉などのたんぱく質や、野菜を中心としたおかずにしましょう。味つけは、塩、こしょう、醤油などがベースのシンプルな調味料を使った料理を選びます。

飲み物は、お酒を飲まれたい方は、**焼酎やウイスキーなどの蒸留酒、辛口の赤ワインや糖質ゼロビールなどがよい**と思います。これらのお酒は、血糖値を急上昇させる心配はありません。ただし、飲みすぎれば糖化を促進しますので、適量に楽しむこと。お酒を飲まない場合は、炭酸水、お茶、紅茶、コーヒーなど糖質の少ない、または含まれていないものを選びましょう。

お店は居酒屋、一品料理、ファミリーレストラン、ビュッフェレストラン、さらに低糖質専門レストランなどにすると、選択できる料理のレパートリーが広がります。

〈外食時のOKポイント〉

◎塩、こしょう、醤油などの調味料で味つけしたメニュー

◎炭酸水、お茶、ハーブティー、紅茶、コーヒーなど。お酒を飲むならば、蒸留酒（焼酎、ハイボールなど）、辛口の赤ワイン、糖質ゼロビール、糖質ゼロ飲料

◎居酒屋やアラカルトメニューが豊富な店、ファミリーレストラン、ビュッフェレストラン、低糖質レストラン

◎低糖質メニューがある（きちんと糖質量が記載されているメニューを選びましょう）

〈外食時のNGのポイント〉

◆砂糖やみりんなどを使ったたれ、ドレッシング（たれなどは別添えで頼む）

◆小麦粉やパン粉を使用した衣や、片栗粉を使用したとろみ

◆マッシュポテトやフライドポテト、にんじんなどの添え物

◆パン、パンケーキ、ご飯、麺、デザートなど

◆ビール、日本酒、フルーツジュース、砂糖含有の炭酸飲料

コンビニメニューで糖質オフの実践もできる

忙しくて今日は料理がつくれない、疲れてしまって調理する気が起こらない。そんなときは、誰にでもあるものです。料理は毎日つくらなくても、糖質オフは実践できます。

最近は、**コンビニやスーパーなどでも糖質オフのお惣菜や加工食品をたくさんとり扱っています**。こうしたものを上手に活用していきましょう。

しかも、コンビニの商品は、パッケージにカロリーの値に加えて、糖質量やたんぱく質量を記載しているものも多くなっています。それらを見ながら、1食につき糖質量が20グラム程度になるようバランスを考えて選べば、1食をコンビニでの料理で整えることもできます。

たとえば、「野菜サラダ＋サラダチキン＝チキンサラダ」「ほっけの塩焼き＋大根おろし＝メイン料理」「きのこ鍋＋絹豆腐＋小結しらたき＋生卵＝栄養たっぷりの鍋（汁は塩分が高いので要注意）」という具合にくみあわせていくと、バランスのよい糖質オフメニューになります。

基本は低糖質で高タンパク、食物繊維の多い塩分控えめな食事を目指すこと。これさえ頭に入れておけば、コンビニの料理でも糖質オフを十分、健康的に実践することができます。

〈コンビニ・スーパーの商品で中食するポイント〉

◎**サラダ**　付属のドレッシングはなるべく使用しない。市販のドレッシングを利用するときには、糖質量をチェック

◎**野菜のおひたし**　食品表示ラベルを見て、糖質が使用されているかどうか確認

◎**納豆**　付属のたれは使用しないで、醤油を使う

◎**缶詰**　ツナ缶、鯖缶はＯＫ。ただし味噌煮、醤油煮は砂糖が追加していることが多いので避ける

◎**お総菜**　豚しゃぶ、焼き魚、サラダチキン、ゆで卵、チーズなどはＯＫ。焼き鳥はたれ味は糖質が含まれるので、塩味にする

◎**おでん**　糖質の少ない具を選ぶ。餅巾着、はんぺん、ちくわ、ちくわぶは×

◎**ナッツ**　くるみ、アーモンド、マカダミアナッツはＯＫ。カシューナッツとピーナッツは糖質が多いので避ける

◎**乾きもの**　あたりめ、鮭とば、サラミはＯＫ。さきいか、甘辛く味つけされた珍味は避ける

◎**お菓子**　スイーツ、アイス、パンなどは糖質オフのものを選ぶ。表示ラベルを確認

血糖値を上げない加工食品の上手な選び方

加工食品を購入するときには、パッケージを必ず確認しましょう。見るポイントは、「栄養成分表示」と「原材料」です。

まず、栄養成分表示からは糖質量を確認します。ただし、「糖質」とは多くの場合、記載されていません。

「炭水化物」「食物繊維」とあります。糖質とは、炭水化物から食物繊維を除いたものですから、「糖質量＝炭水化物－食物繊維」で計算できます。**できる限り100グラム当たりの糖質量が5グラム以下の食品を選びましょう。**

次に「原材料」を見ます。原材料は総量の重い順に記載されています。

たとえば**砂糖や異性果糖（果糖ブドウ糖液糖、ブドウ糖果糖液糖、高果糖液糖、砂糖混合性異性化液糖）の名称が最初のほうに書かれていたら、その商品にはたくさんの糖質が含まれている**ことになります。また、はちみつや黒糖、甜菜糖、みりんにも、血糖値を上げるので注意してください。

あとがき

２０２２年10月、父の誕生会を開きました。

「ハッピーバースデイ」の歌には2番があります。わが家でいつしか口ずさむようになった歌ですが、「How old are you now?（何歳になったの？）」とくり返してみんなで歌ったあと、その日の主役が自分の年齢を5回、音楽にあわせて歌います。

85歳になった父は「I'm eighty-five years old now.（85歳になったよ）」と5回くり返しました。

そのあと、大きなホールのケーキに向かって、フゥーッと息を吹きかけ、ロウソクの火を消しました。このとき、願いごとを黙ってすると叶うといわれますが、願いは口に出すのも秋沢家流。父は、「来年もみんなで誕生日を迎えたい」といいました。

「じいじは大丈夫。もっともっと楽しもうよ」

そういって、父をたたえてみんなで拍手をしました。

ケーキは、人数分に切り分けられ、一人一人の前に置かれました。もちろん、父の前にも。

父は、ケーキをおいしそうに、愛おしそうに口に入れ、味わって食べました。

このケーキは、糖質オフのケーキです。血糖値を上げる心配がないので、糖尿病の人も安心して食べられます。

「あなたは、糖尿病だからがまんね」というのではなく、**家族みんなと同じケーキを一緒に食べられる幸せ**。これ以上の幸福があるだろうか、と父の顔を見ていて感じました。

この幸福感は、今の時代だからこそ得られたことです。今、糖質オフのケーキなどのスイーツをつくっているケーキ屋さんがだんだん増えてきています。価格も、小麦粉と砂糖を使ったケーキと同じくらいで購入できます。味は、デパートの地下で売られているケーキと同等、いえ、それ以上のおいしさです。見た目に美しく味も格別。それなのに糖質オフ。パティシエの方々の努力と知恵と技術が最大限活かされた糖質オフのケーキを、今、この時代だからこそ食べられるのです。

テーブルに並べられた料理は、私と母でつくりました。そのすべてが糖質オフ。85歳の誕生日にふさわしく豪華に、でも素材の味を存分に活かした料理は、みんなの笑い声とともにきれいに消えていきました。

それでも、父の血糖値は急上昇することはありませんでした。

糖尿病をとりまく環境は日に日に変わっています。とくに食に関しては、10年前では考えられないほど充実してきています。そんなすばらしい時代に私たちは生きています。時代のメリットを生活に最大限にとり入れていけば、糖尿病であっても、グルメで楽しい食生活を送れるのです。

「糖尿病なのだから、お肉はダメ。あまいものものもダメ」という時代は、もう終わっています。ケーキだけでなく、クッキーもアイスクリームもどら焼きも、糖質オフのさまざまなスイーツが心を込めてつくられています。

そして、おいしいコース料理や創作料理を出してくれる糖質オフ専門のレストランもあります。しかも、家でつくってみよう！　と思えば、糖質オフのスイーツもパンも手づくりすることだってできるんです。

もちろん、一度にたくさん食べるのはよくありませんが、それは、健常の人も同じ。腹八分目を守りつつ、いつもがんばっている自分へのご褒美として、ときにはそんなスイーツで**自分を癒してあげるのも、大切なこと**です。

「家族の誕生会に、糖尿病の父も安心して食べられるケーキはありますか？」

「こんな料理をつくりたいのだけれど、糖質オフにするにはどの材料を使うとよいですか？」など、お困りごとがありましたら、ぜひ、「マリー流糖質オフの相談室」までご連絡くださいね。心を込めて、お返事させていただきます。

あなたも是非、糖質オフグルメを楽しんで輝く人生を手に入れてくださいね。

〈マリー流糖質オフの相談室　メールアドレス　yumesodan@gmail.com〉

そして、最後に
この10年間、私の言葉を信じ糖質オフと抗糖化の食を積極的に取り入れ、元気でいてくれた父に。

馴れない糖質オフの食事法を理解しようと、購入するものから料理法まで父のために奮闘し、挑戦してくれた母に。

祖父母想いで優しい甥っ子を育ててくれた姉に。

そして、いつもおいしく、ヘルシーな料理を作ってくれてありがとう、と私にやる気と勇気をくれた、かわいい甥っ子に。

心から感謝の気持ちを捧げます。

ありがとう!

参考文献

●「ローカーボフーズ検定入門・2級講座テキスト」（一般社団法人　日本ニュートリションフーズ協会）
●「バーンスタイン医師の糖尿病の解決」Medical Tribune
●「日本人の食事摂取基準（2020年版）」厚生労働省
●米国糖尿病学会 "Life With Diabetes" 1997年、2004年
●米国糖尿病学会　コンセンサスレポート　2019年
●日本糖尿病学会編著「糖尿病治療ガイド2018―2019年」
●日本糖尿病学会編著「糖尿病値治療ガイド2022―2023年」
●日本糖尿病学会　第56回「熊本宣言2013」
●国民健康・栄養調査　厚生労働省
●江部康二「内臓脂肪がストン！と落ちる食事術」ダイヤモンド社
●江部康二「認知症にならない最強の食事法」宝島社
●「食品成分表2021」（女子栄養大学出版）
●マリー秋沢著　斎藤糧三監修「糖尿病と闘う！　糖質オフメニュー」アントレックス社
●マリー秋沢著　白澤卓二監修「グルメを諦めずに糖尿病が改善　体験レシピ」主婦の友社
●医学誌「ニューイングランド・ジャーナル・オブ・メディスン」（2014年4月17日発表）

著者紹介　マリー秋沢（まりー あきさわ）

管理栄養士・調理師・インナービューティースペシャリスト・健康料理研究家。有限会社ビューティーニーズ代表、一般社団法人日本ニュートリションフーズ協会代表理事、ローカーボフーズ検定主宰。上智大学国際教養学部卒業、元ミスユニバース近畿代表。2012年、医師で糖尿病の父のために糖質オフの食事作りを始め、HbA1c（血糖値をみる指標）の数値を1年で劇的に改善させる。著書に、実録本『グルメを諦めず糖尿病が改善』、『糖質ほぼゼロおもてなしレシピ』(共に主婦の友社)を出版。以降、『糖尿病と闘う！糖質オフメニュー』(アントレックス社)、『やせ体質になる！美食レシピ117』（マガジンハウス）など、糖質オフ料理の本を手がける傍ら、『あなたが一番きれいになるサプリメント』（王様文庫)、『元気とキレイを手に入れるサプリメントマジック』（青萠堂）などがある。また、2022年12月、ニューヨークのRoman&Littlefieldから、食育の本「Eating The Shokuiku Way」を出版。一方で、2022年からダイエットや血糖コントロールが必要な方向けの、糖質オフ食事法の基礎から応用が学べる「eラーニング」ローカーボフーズ検定もスタート。本書は、ライフワークともいえるインナービューティー（身体の内側から生まれる美）の指針でもある「食と健康」の発想に基づき、父の糖尿病と正面から向き合い、管理栄養士、そして食育の研究など幅広く健康料理に取り組んできたキャリアから数々の糖質オフのレシピを開発した実践決定版である。今も元気に85歳現役医師を続ける父と娘の二人三脚の感動の記録でもある。

50歳《さい》で糖尿病《とうにょうびょう》になり、85歳《さい》の今《いま》も
現役《げんえき》医師《いし》の父《ちち》を救《すく》った食事法《しょくじほう》

2023年3月15日　第1刷発行

著　者　マリー 秋沢《あきさわ》
発行者　尾嶋　四朗
発行所　株式会社 青萠堂
〒162-0812　東京都新宿区西五軒町10-1柳沢ビル3F
Tel 03-3260-3016
Fax 03-3260-3295
印刷／製本　中央精版印刷株式会社

ISBN978-4-908273-30-8 C0047